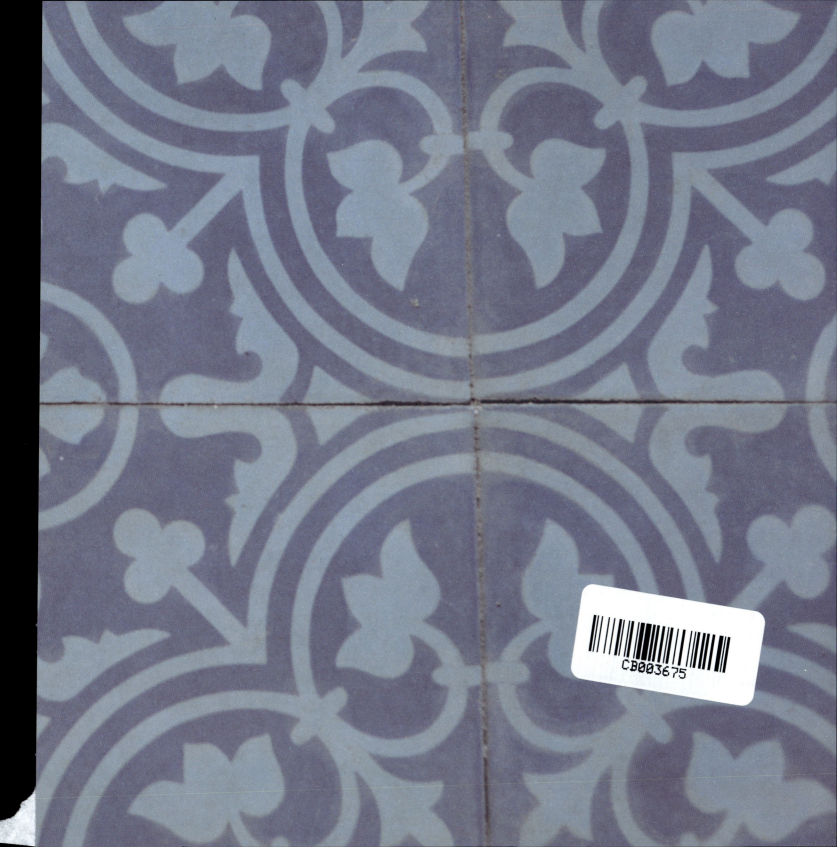

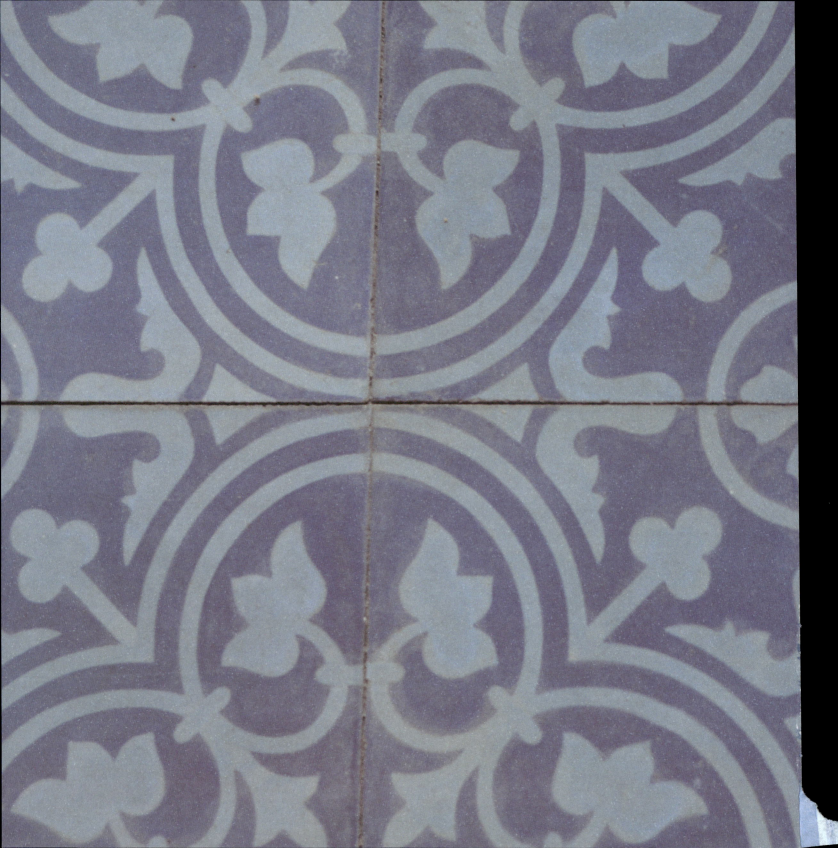

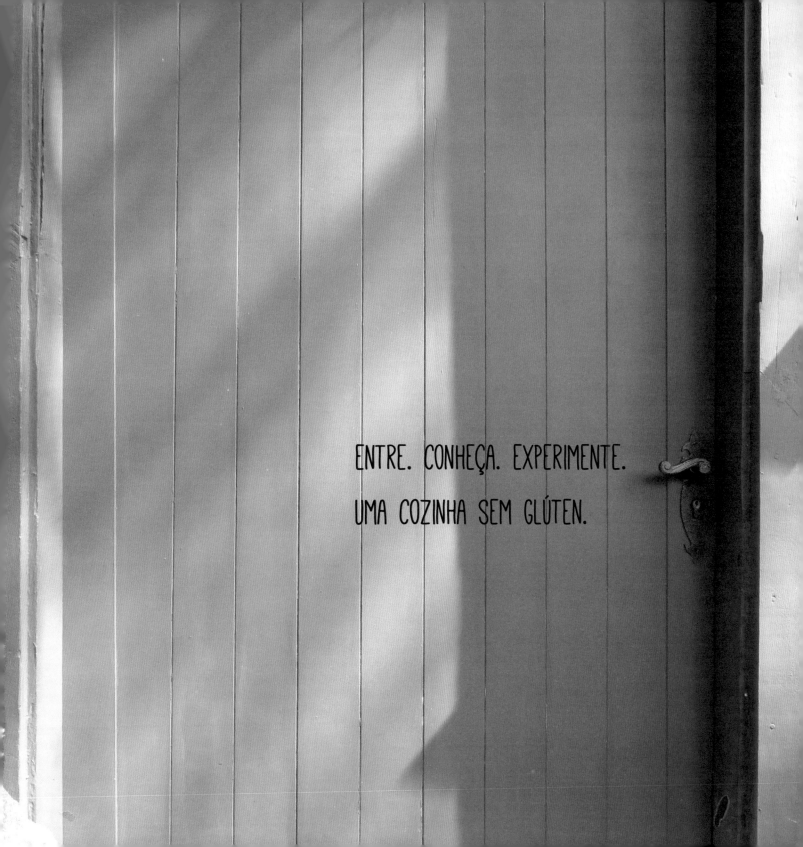

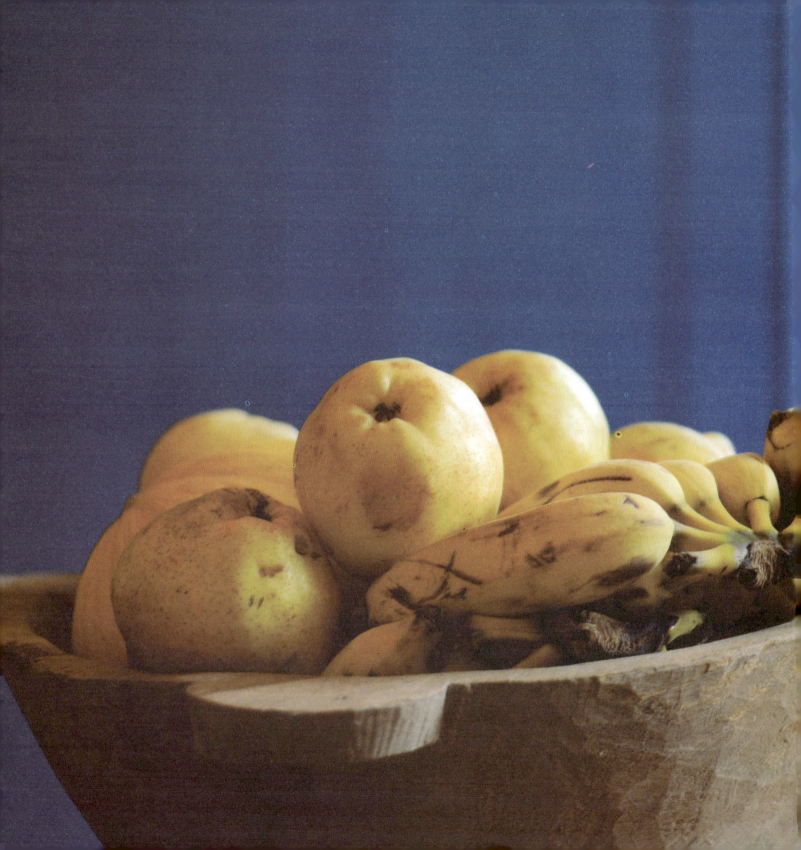

SEM GLÚTEN
contém afeto

organizado por
Carla Müller de Carvalho

Associação Casa de Brincar
Fotografia: Cuisine Rouge - Joana Carvalho

Publisher **Anderson Cavalcante**
Editora **Simone Paulino**

Projeto Gráfico **Oster Design**
Ilustrações **Oster Design**
Fotografia **Joana Carvalho - Cuisine Rouge**
Capa **Daniele Gautio - Gautio Design**
Revisão **Fabiana Esteves Neves, Maria Izabel Pantaleão e Daniel Febba**

Dados Internacionais de Catalogação na Publicação (CIP)
(Câmara Brasileira do Livro, SP, Brasil)

Muller, Carla
Sem glúten, contém afeto / Carla Muller. -- São Paulo : Buzz Editora, 2017.
Bibliografia
ISBN: 978-85-93156-27-4
1. Autismo 2. Culinária (Alimentos sem glúten)
3. Culinária (Receitas) 4. Dieta sem glúten -
Receitas 5. Histórias de vida 6. Projeto Casa de Brincar I. Título.

17-06672   **CDD-641.563**

Índices para catálogo sistemático:
1. Receitas sem glúten : Culinária 641.563

Buzz Editora
Av. Paulista, 726 - Mezanino
Cep: 01310-100 São Paulo, SP

[55 11] 4171-2317
contato@buzzeditora.com.br
www.buzzeditora.com.br

Agradecimentos

A Deus, por me permitir viver este momento aglutinando pessoas, sentimentos e sabores.

Aos meus filhos Ronald, Joana e Guilherme, que me proporcionaram a experiência de fazer da cozinha um grande gesto de amor.

Ao meu marido Ronald que, com sua generosidade, permitiu-me realizar o sonho de fazer este livro.

E, em especial, mas muito especial mesmo, à minha prima-irmã Erika que, com seu empreendedorismo entusiasta, faz os sonhos se transformarem em realidades, demonstrando seu amor em gestos concretos.

Amo todos vocês!

Carla Müller de Carvalho

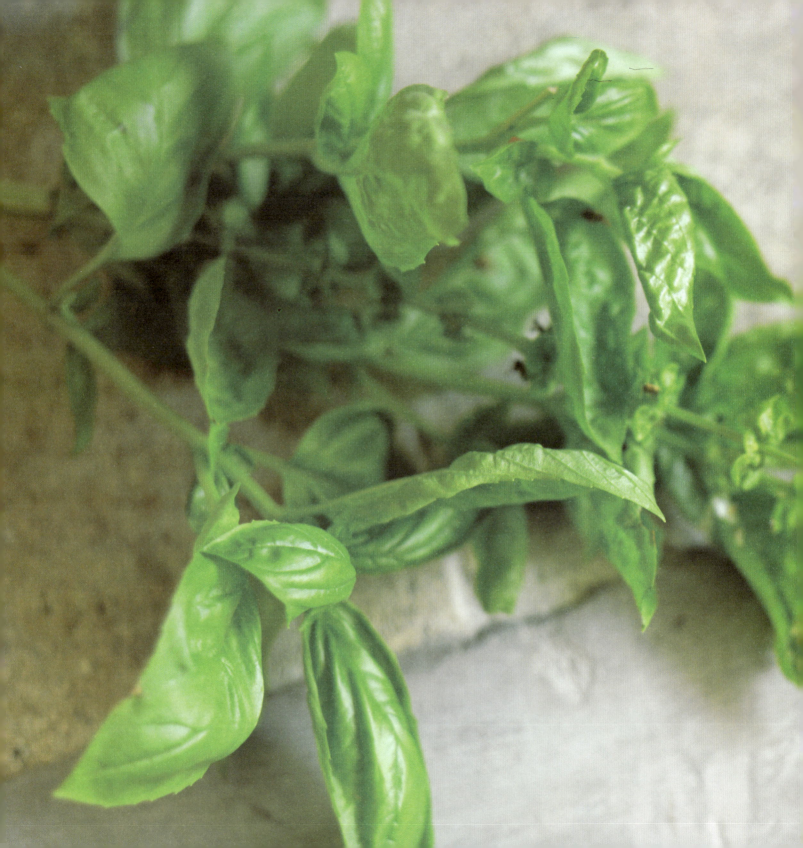

SUMÁRIO

Casa de Brincar, um momento de amor   9

Nossa pequena despensa   23

Momento de despertar   29

Deliciosos momentos   53

Momentos de gostosura   83

Galeria de fotos   155

Índice de receitas   172

Referências   174

CASA DE BRINCAR, UM MOMENTO DE AMOR

Recria tua vida, sempre, sempre.
Remove pedras e planta roseiras e faz doces. Recomeça.

Cora Coralina

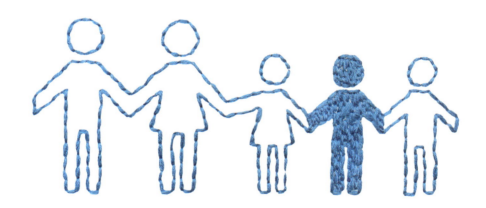

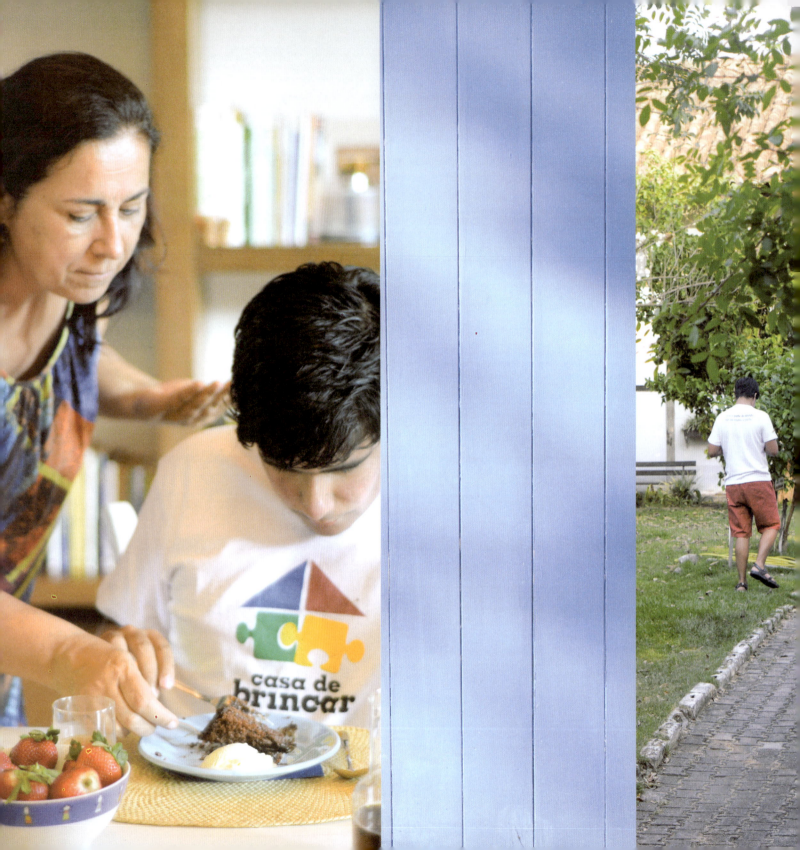

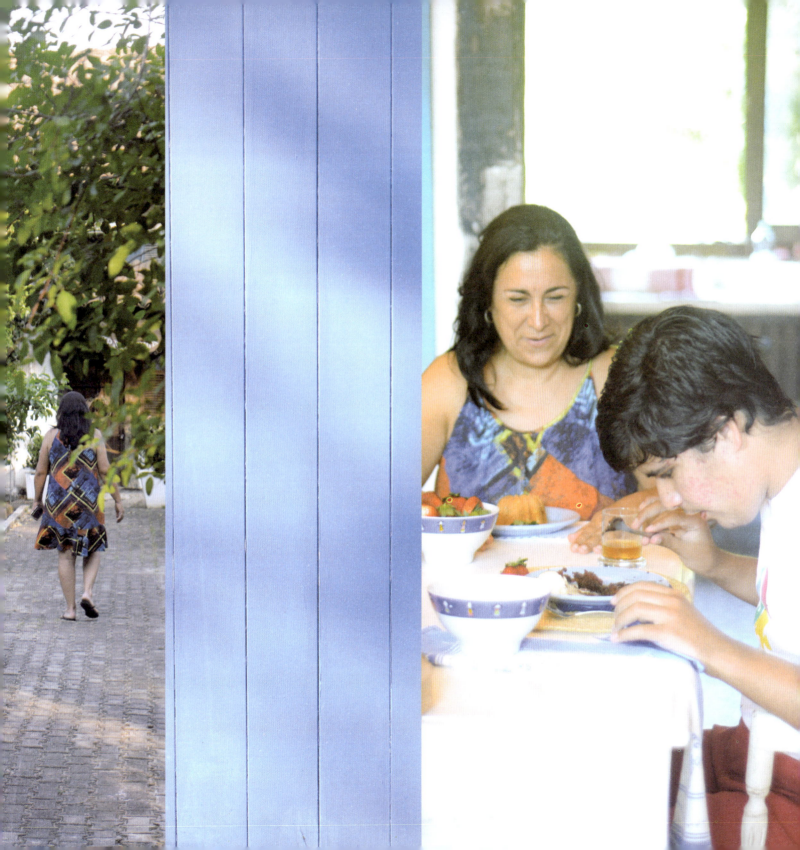

12

Introdução

"A culinária é um triunfo da vontade amorosa. Ela obriga a natureza indiferente a fazer amor conosco."
(Rubem Alves)

A vida é uma teia de relações delicadas e em constante movimento. Cada um de nós, na sua singularidade, experimenta os estímulos que o mundo oferece. Interesses, percepções e afetos que nos envolvem. Assim reinventamos a vida – criamos nosso próprio mundo – em imagens, lembranças e sentimentos. Essa invenção é movimento contínuo, coreografia em que as relações consigo mesmo e com o outro se embaralham. Tudo se encosta, ora em atrito, ora em harmonia. Medos e dúvidas nunca cessam, porque experimentar faz parte do viver. E o viver exige significar isso tudo em linguagem.

Meu irmão Guilherme, hoje com 14 anos, tem vivido essa experiência de uma forma bem específica: como portador do autismo clássico, tem dificuldade de traduzir seu mundo em palavras, da forma como estamos acostumados. Só conheço sua voz dos gemidos e pequenas palavrinhas que ele emite. Mas vemos claramente que há um processo de transformação se operando nele, agora um adolescente, vaidoso, que gosta de sentir seu cabelo longo. Novas experiências o desafiam a descobrir e arriscar novos passos. Tento imaginar como é que ele lida com tanta dança.

GUILHERME

Nossa família busca em seus sinais compreender o que o irrita, o que ele sente, por que ele chora a todo momento. Tentar entender um sujeito autista, assim como qualquer outro ser humano, é decifrar um enigma complexo.

Que ilusão a nossa essa de pensar que alguém como ele não entende, não está presente, não pode compreender. A arrogância dessa constatação é a mesma que assola qualquer um que pensa poder tudo controlar e já tudo saber da vida. Por que pensar que a dificuldade de se fazer entender é apenas do outro, o "diferente"? Será que não vivenciamos e compartilhamos a mesma dificuldade?

Para entender o processo que se opera com o autista, talvez possamos pensar em quem se aventura a aprender uma língua estrangeira e dançar conforme sua música. Enquanto não dominamos modulações de voz, gramática, gestos e jargões, estamos sempre presos, limitados em nossa capacidade plena de comunicação. Há uma lacuna que impede uma interação social mais completa e partilhada.

Por algum motivo que desconhecemos, autistas não conseguem desenvolver as ferramentas clássicas da comunicação em sociedade, como a maioria das pessoas.

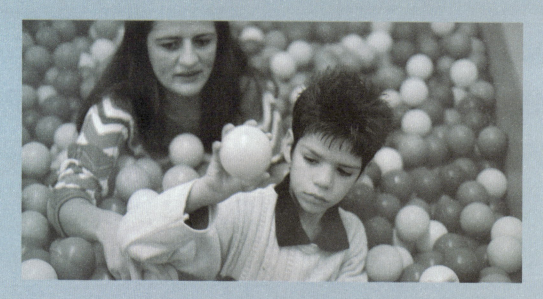

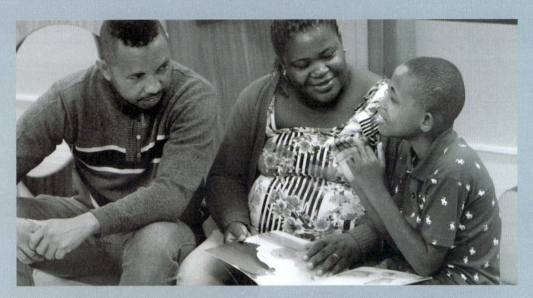

Mesmo assim, seu corpo manifesta a todo momento sentimentos e intenções. Lá está o mesmo germe que nos une enquanto humanos: sentimos e somos uma espécie social. Não importa o quanto a capacidade de interação dos autistas seja diferente da nossa: o mais importante sempre será a possibilidade de nos comunicarmos, por quaisquer meios, desde que o movimento próprio da vida possa se fazer.

Afinal, sabemos, por experiência, que os familiares e as pessoas que se relacionam diretamente com a criança autista também são afetados pela dificuldade de comunicação. É justamente no que se refere à vida social e à interação com as pessoas que se encontram os pontos mais críticos. Não apenas a criança, mas a família e os cuidadores se veem submetidos, muitas vezes, a um certo isolamento. Dessa forma, uma família precisa se reestruturar constante e profundamente para acolher sua criança ou adulto autista. O movimento da vida já nos impõe naturalmente a dança das adaptações: saída dos filhos adultos de casa, separações, mortes – as perdas já são elementos divisores na história e na memória de um grupo familiar. Com a presença de uma criança autista, essas transformações ganham um outro sentido, muitas vezes mais dramático.

Quanto mais os pais e crianças que vivenciam esse drama se isolam, maior é a dor; menos suporte e compreensão a sociedade ao redor parece oferecer. Se uma boa rede de interações que fortaleça a família não for construída, torna-se mais acidentado e penoso o percurso.

Diante das incertezas, medos e desafios, pais de todo o mundo se organizam para trocar experiências, fortalecer seus laços de cooperação e se ajudar mutuamente na difícil tarefa de lidar com essa misteriosa realidade. Nesse sentido, a ONG Casa de Brincar tem contribuído de maneira fundamental com várias famílias. Ali, uma forte

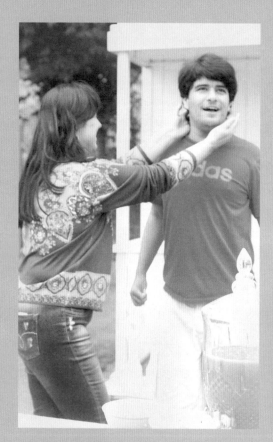
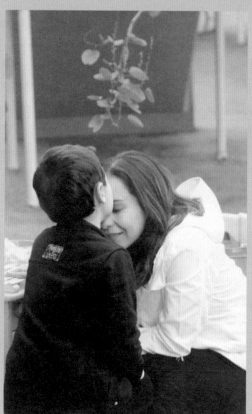

rede de socialização, tecida principalmente por mães, oferece suporte emocional e técnico àqueles que os procuram. A partir do fortalecimento dessa teia, observa-se uma melhor compreensão em relação às questões singulares que os aproximaram. Além disso, parece certo que os benefícios extrapolam os limites da ONG e contaminam o ambiente familiar de forma orgânica e solidária.

A Experiência da Casa de Brincar

A Casa de Brincar é um projeto social, fundado em 2012, na cidade de Barra do Piraí, Rio de Janeiro. Em um território delimitado por afetos, mães e familiares de crianças autistas se reúnem em oficinas com o objetivo de se ajudar mutuamente. Nessas oficinas, há uma convivência solidária e generosa – campo fértil para a troca de experiências. A ideia deste livro nasce, exatamente, da necessidade de registrar os momentos de intensa conexão vividos, ao longo de dois anos, por um grupo de mães e de colaboradoras em uma dessas oficinas, **Cozinha sem Glúten**. A experiência em torno do calor do fogão demonstrou que os encontros delinearam um espaço amoroso e que novas perspectivas se desenharam para aquelas que participaram. Nas palavras de Rubem Alves, "o banquete se inicia com uma decisão de amor".

Por que cozinha sem glúten? Regimes alimentares vêm sendo experimentados por mães e pais de autistas há alguns anos, em todo o mundo. Observando que alterações na dieta contribuem para um apaziguamento do comportamento de portadores do autismo, muitas mães e pais adotam práticas restritivas e seletivas de alimentos como o glúten ou a lactose. É verdade que parte dos profissionais de saúde não é favorável a essa medida, uma vez que eles alegam não haver argumentos científicos suficientes para comprovar a eficácia das dietas sem glúten na melhora dos sintomas. No entanto, na contramão desse posicionamento, pais e responsáveis notam evidentes melhorias na qualidade de vida e no funcionamento digestivo e, consequentemente, no bem-estar de seus filhos.

A comida caseira do dia a dia da mesa brasileira pode ganhar um novo colorido com substituições baratas e simples. Para quem não vê vantagens em tirar o glúten completamente da dieta, este livro ajuda a diversificar e enriquecer as receitas do cotidiano e, quem sabe, sugere um retorno aos quitutes caseiros, para substituir o consumo excessivo de alimentos industrializados. Além de substituir a farinha de trigo por outros tipos de farinha, esperamos estimular os leitores a conhecer outros tipos de açúcar, a consumir mais fibras e, consequentemente, a experimentar novas combinações de nutrientes.

A oficina **Cozinha sem Glúten**, ao introduzir novidades como a tapioca, a farinha de milho e a de batata, deu um outro colorido às receitas e, consequentemente, às mesas das famílias. Em meio a texturas leves, descobrimos uma gama imensa e muito nutritiva de outros ingredientes e sabores, transformando, assim, o ato de cozinhar em algo sempre novo e revigorante. Sabemos que autistas são pessoas apegadas a rotinas, devido à sua hipersensibilidade auditiva, olfativa e gustativa; contudo, foi possível constatar que a variação dos ingredientes não alterou os hábitos dessas pessoas, nem as desestabilizou.

Este livro, recheado de receitas apetitosas e de poesia, traz em seu bojo palavras de amor e de esperança, e nos convida a reinventar a vida dia a dia. Elaborar receitas que possam organizar o sabor e a explosão de percepções, afetos, sensações é remover obstáculos e caminhar... Acreditamos, portanto, que as receitas de uma rotina sem glúten possam ser uma importante ferramenta não apenas para pais de crianças autistas, mas também para aqueles que desejam abrir novos espaços de experimentação e de convivência. Esses espaços se originam na cozinha, o lugar por excelência de se encontrar, trocar e nutrir o corpo e as relações – enfim, de renovar a si mesmo e o outro.

Joana Carvalho

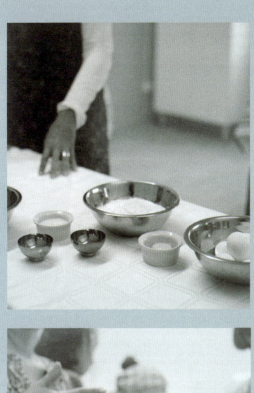
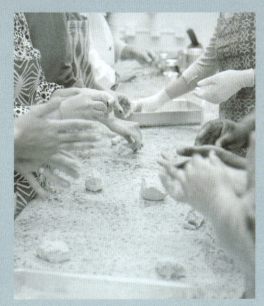
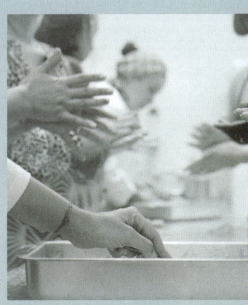
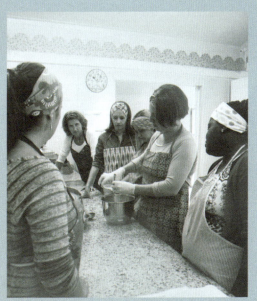

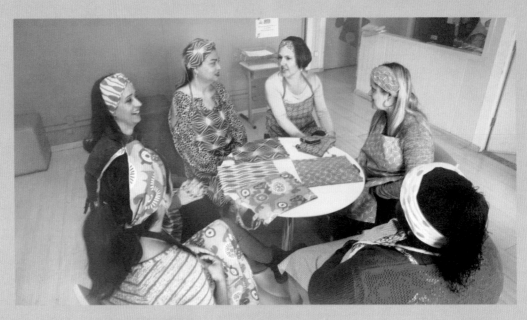
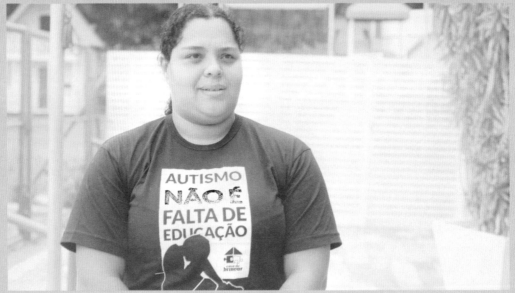

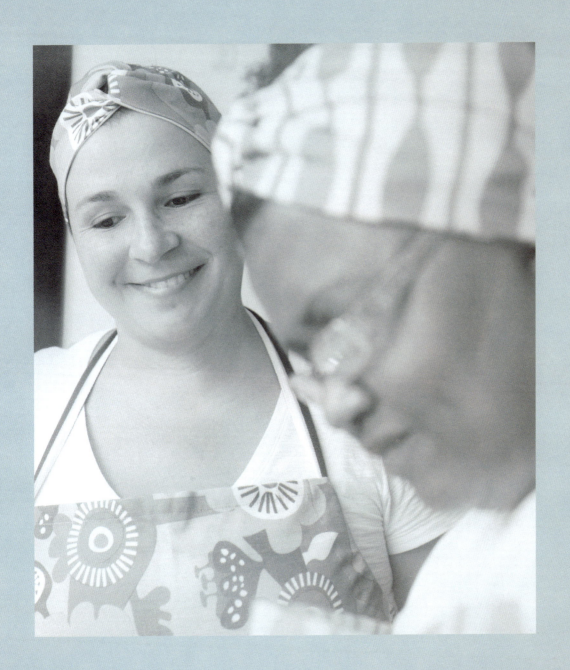

NOSSA PEQUENA DESPENSA

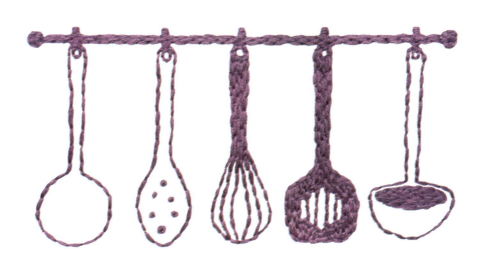

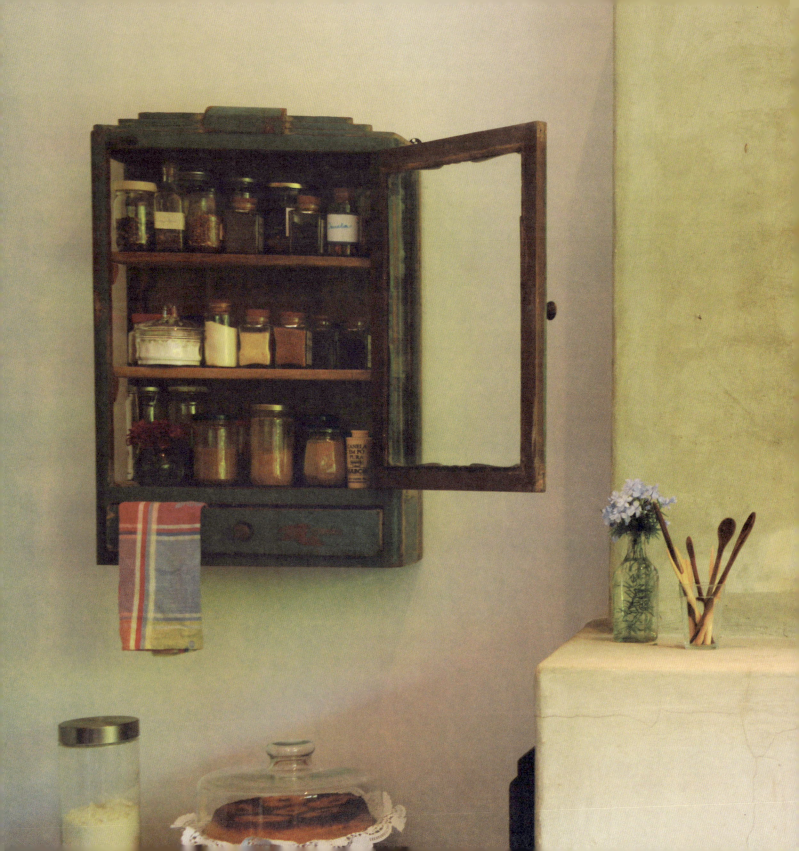

Separamos alguns ingredientes e utensílios necessários para a execução das receitas:

UTENSÍLIOS

Formas de bolo inglês: 1 litro e 1½ litro

Tabuleiros

Papel-manteiga

Liquidificador

Batedeira

Balança

Máquina de *waffle*

Colher ou copo medidor

Espátula de silicone

Pincel de cozinha

TIPOS DE FARINHA

Farinha de arroz

Farinha de amêndoa

Fécula de batata

Creme de arroz

Polvilho doce

CMC (ingrediente que deixa as massas mais leves e macias; é encontrado em lojas de produtos naturais).

TIPOS DE FERMENTO

Fermento seco para pães

Fermento fresco

Fermento em pó

TIPOS DE AÇÚCAR

Açúcar mascavo

Açúcar de confeiteiro

Açúcar cristal

GRÃOS

Quinoa

Aveia

Linhaça

Gergelim

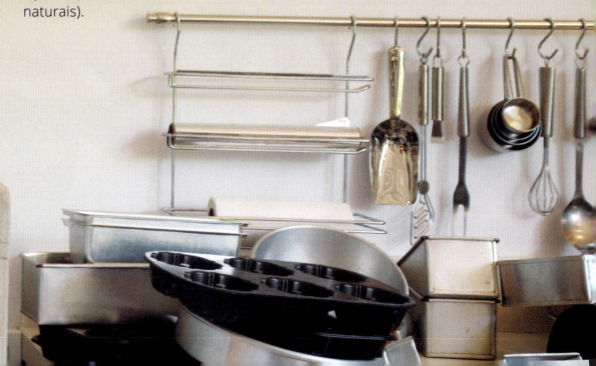

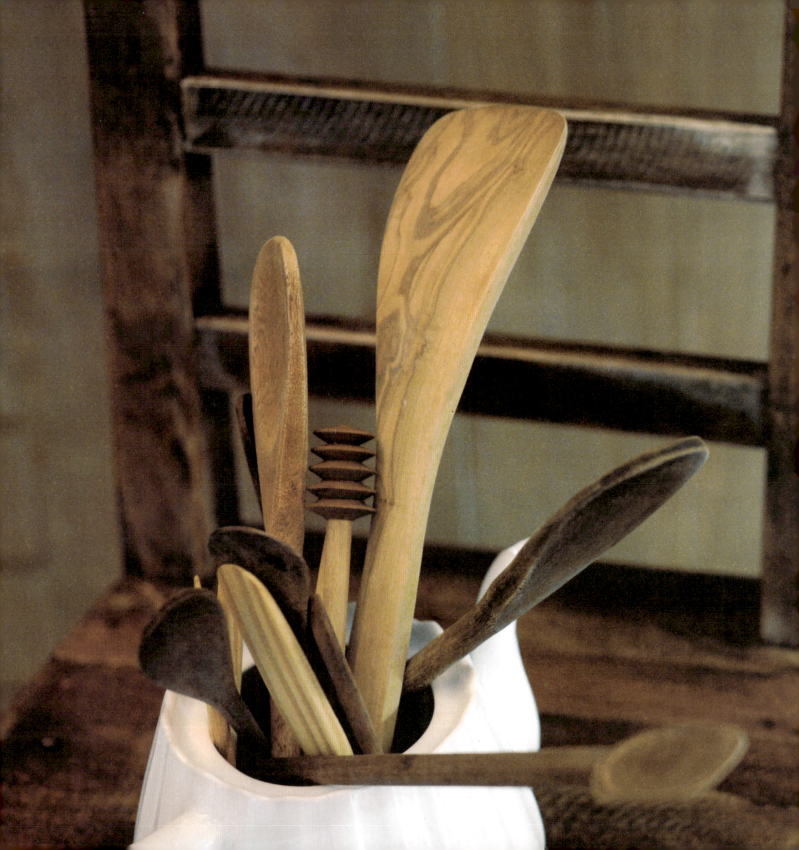

Aveia: Um grão naturalmente sem glúten

Sugerimos a substituição de uma parte do montante das farinhas, em cada receita a seguir, pela farinha de aveia. Para isso, basta substituir metade da quantidade de mistura de farinhas sem glúten (ou da farinha de arroz) pela mesma quantidade em aveia. Esse grão, rico em fibras e proteínas, trará mais qualidade nutricional à sua comida.

Por ser normalmente beneficiada e cultivada próxima ao trigo e a outros cereais que contêm glúten, a aveia só é totalmente isenta de riscos aos celíacos (pessoas alérgicas e extremamente sensíveis ao glúten) se alguns cuidados forem tomados no momento da colheita, armazenamento e processamento dos grãos para consumo. Se esse for o seu caso, procure marcas de aveia ou de farinha que contenham a inscrição "não contém glúten", confirmando que os grãos não estejam contaminados e que tenham sido verificados por algum órgão de controle. Cada vez mais marcas, no Brasil e em outros países, têm se especializado nesse tipo de seleção, por causa do aumento na incidência da doença celíaca em países industrializados.

Se o seu caso for apenas a busca por uma dieta com menos glúten, por outros motivos, pequenos traços da proteína provavelmente não afetarão demais a sua digestão. Para a sua condição, basta uma boa escolha e observar os resultados no seu corpo.

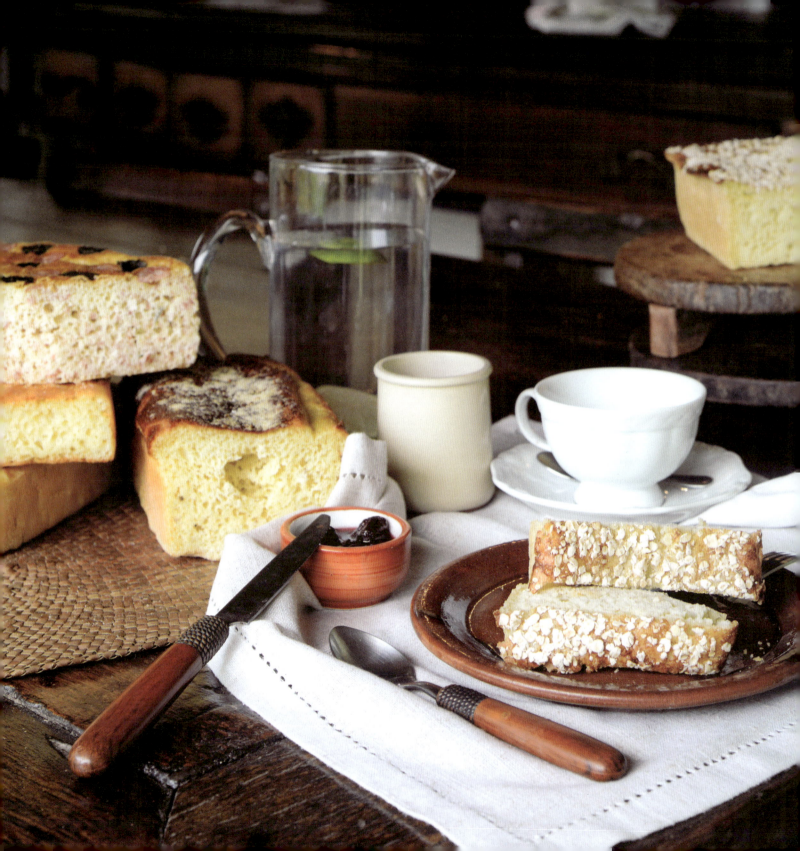

MOMENTO DE DESPERTAR

receitas de pães

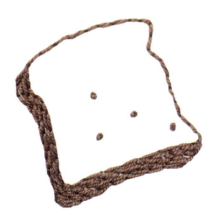

Ainda não...
O tempo disse sorrindo:
Por que esperar?
Plantar, colher
no amanhecer.
Não retardar o instante
maravilhoso da colheita.

Cora Coralina

PÃO SIMPLES

100 ml de óleo

200 g de farinha de arroz

1 colher (sopa) de polvilho doce

3 ovos

1 gema

15 g ou 1 tablete de fermento fresco para pães

½ colher (chá) de sal

½ colher (sobremesa) de açúcar

½ xícara de leite

⅓ de xícara de água para pincelar o pão antes de assar

1 colher (chá) de CMC

1 colher (sobremesa) de vinagre de maçã

1 Coloque todos os ingredientes no liquidificador e bata por 3 minutos.

2 Unte, com a farinha de arroz, uma forma de bolo inglês (1 L). Transfira a massa para a forma. Pincele a superfície com a gema, cubra com um pano de prato e deixe descansar por 30 minutos dentro do forno apagado.

3 Preaqueça o forno a 200 ºC (temperatura alta).

4 Pincele o pão com água e leve ao forno para assar por 40 minutos. Retire o pão da forma e deixe esfriar.

1H40

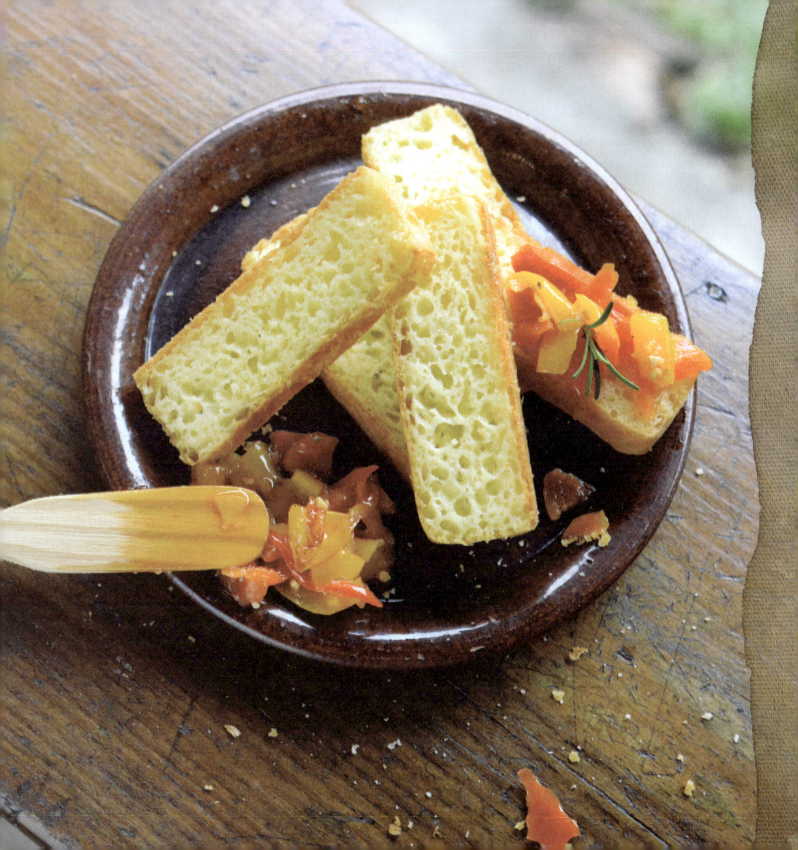

O PADEIRO É O PONTEIRO DAS HORAS, É O VIGIA DO FORNO

QUANDO A CIDADE SE AQUIETA E RESSONA.

É O OPERÁRIO MODESTO, TRANQUILO E CONSCIENTE

DA NOITE SILENCIOSA E DA CIDADE ADORMECIDA.

É MESTRE E DÁ UMA LIÇÃO

DE TRABALHO CONFIANTE E GENEROSO.

CORA CORALINA

PÃO DE AVEIA

1½ xícara de creme de arroz

1 colher (chá) de CMC

1 xícara de polvilho doce

2 colheres (sopa) bem cheias de aveia

1 colher (sopa) de aveia para polvilhar

2 colheres (sobremesa) de açúcar

1 sachê de fermento biológico seco (10 g)

1 colher (chá) de sal

1 ovo

1 gema

2 colheres (sopa) de óleo

1 colher (sobremesa) de vinagre

1⅓ de xícara de água

farinha de arroz para untar

1H30

1 Coloque todos os ingredientes no liquidificador e bata por 3 minutos.

2 Unte, com a farinha de arroz, uma forma de bolo inglês (1 L). Transfira a massa para a forma. Pincele a superfície com a gema, cubra com um pano de prato e deixe descansar por 30 minutos dentro do forno apagado.

3 Preaqueça o forno a 200 °C (temperatura alta).

4 Pincele o pão com água e espalhe flocos de aveia na superfície. Depois, leve ao forno para assar por 40 minutos.

Obs.: só se pode pincelar após a massa ter descansado e crescido, ou seja, antes de ir para o forno.

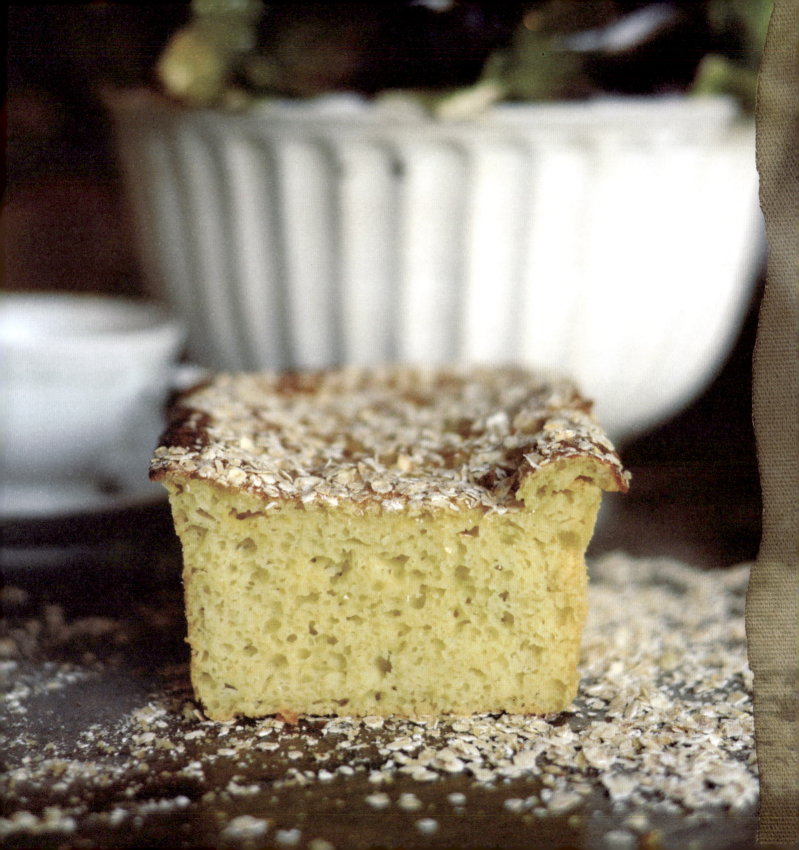

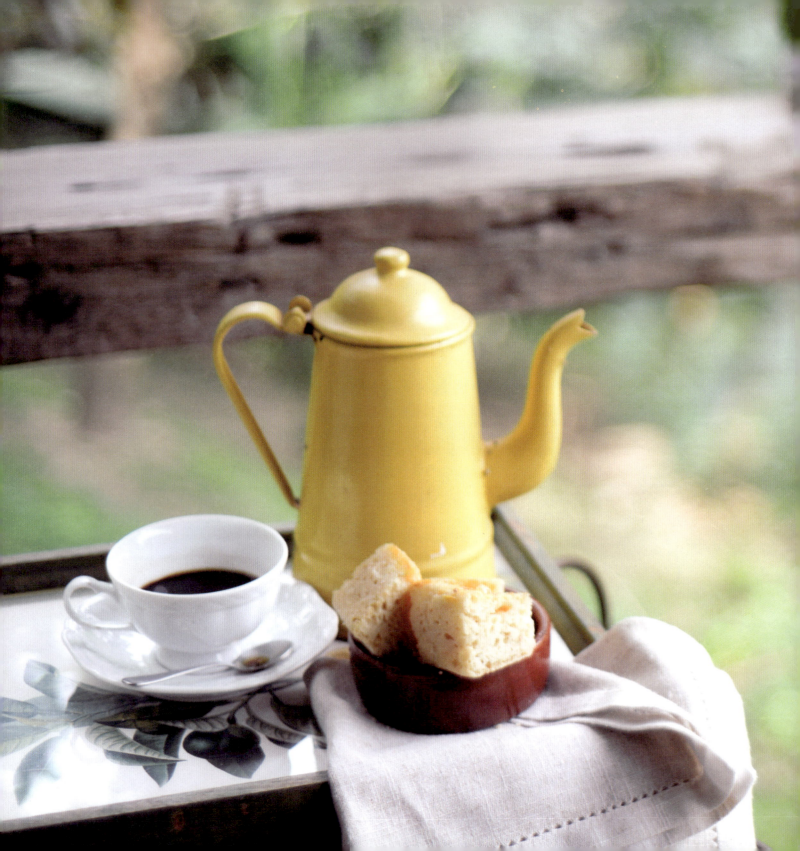

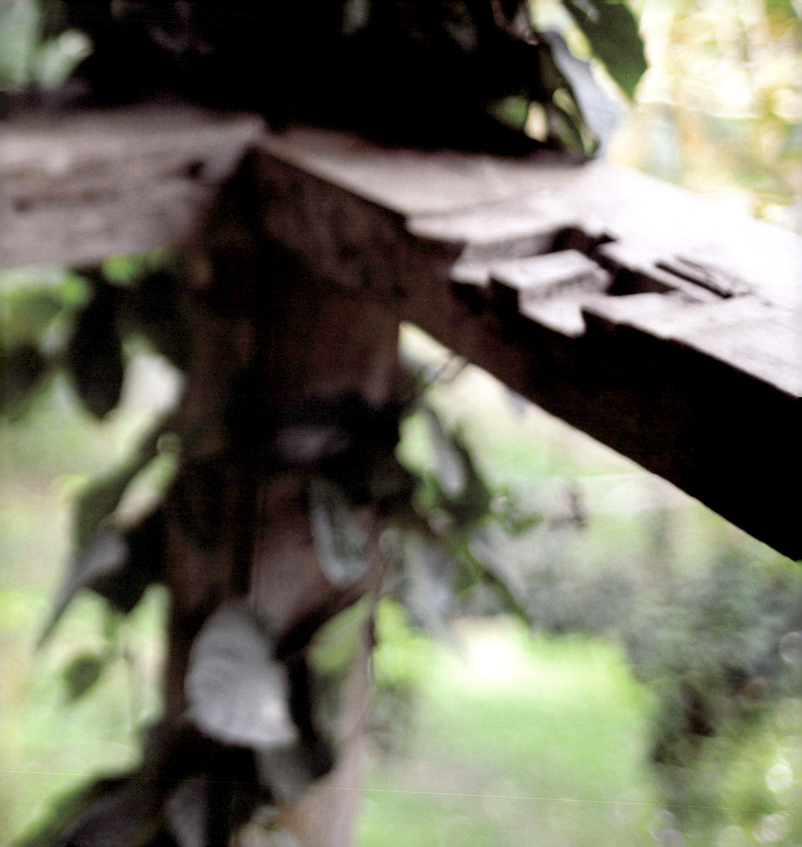

PÃO DE LINGUIÇA

250 g de linguiça

8 folhas de manjericão fresco

100 ml de óleo

200 g de farinha de arroz

1 colher (sopa) de polvilho doce

3 ovos

1 gema

15 g ou 1 tablete de fermento fresco para pães

½ colher (chá) de sal

½ colher (sobremesa) de açúcar

1 xícara de leite

⅓ de xícara de água

1 colher (chá) CMC

1 colher (sobremesa) de vinagre de maçã

DICA: *você pode acrescentar o recheio de sua preferência, desde que ele seja bem sequinho. Caso decida pelo recheio de frango, faça da seguinte maneira: 250 g de peito de frango refogado no azeite e na cebola. Depois de pronto, frio e desfiado, pode passar pelo processador. Vai ficar uma delícia!*

1 Em uma panela, ferva a linguiça e depois passe no processador com as folhinhas de manjericão fresco. Deixe esfriar.

2 Coloque todos os ingredientes no liquidificador e bata por 3 minutos.

3 Unte, com a farinha de arroz, uma forma de bolo inglês (1½ L). Transfira a massa para a forma. Pincele a superfície com a gema, cubra com um pano de prato e deixe descansar por 30 minutos dentro do forno apagado.

4 Preaqueça o forno a 200 °C (temperatura alta).

5 Pincele o pão com mais gema e leve ao forno para assar por 40 minutos. Retire o pão da forma e deixe esfriar.

1H30

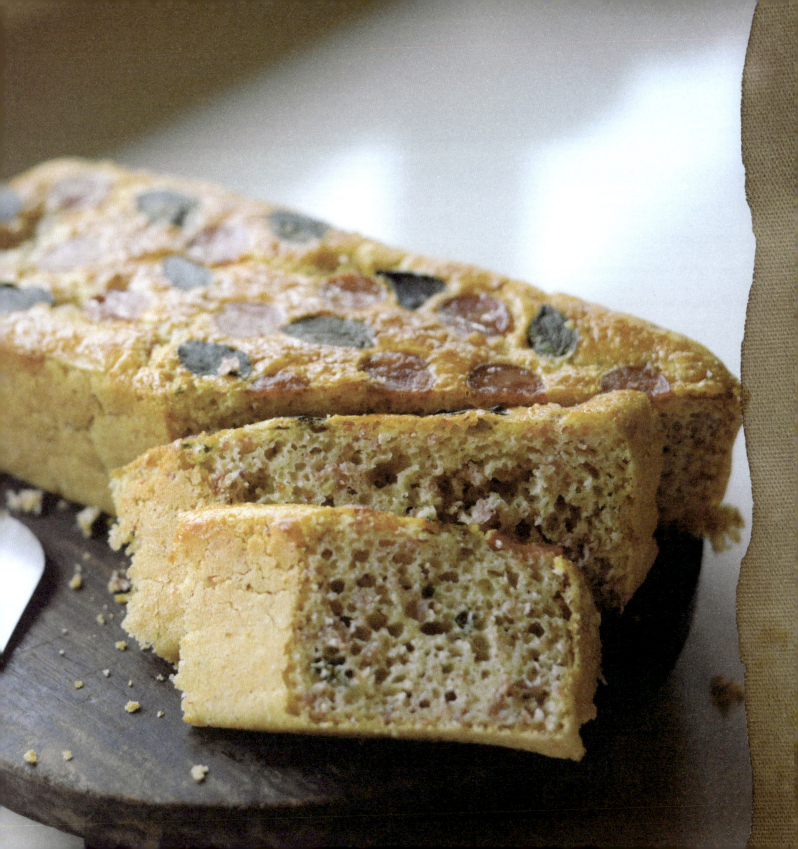

PÃO DE GERGELIM

2 xícaras de farinha de arroz

1 colher (sopa) de polvilho doce

1 colher (sopa) de gergelim

1 colher (sopa) de quinoa

1 colher (sopa) de amaranto

1 xícara de água morna

½ xícara de leite

3 colheres (sopa) de óleo

1 colher café de manteiga ou margarina

1 colher (chá) de CMC

2 ovos

1 gema

1 sachê de fermento biológico seco (10 g)

1H30

1 Bata no liquidificador os ovos, a água, o leite, o óleo, a manteiga e o CMC.

2 Continue batendo por mais 3 minutos enquanto adiciona a farinha de arroz.

3 Adicione o fermento e bata mais um pouco.

4 Coloque a massa em uma tigela. Com uma espátula, bem lentamente, adicione o restante dos ingredientes: polvilho doce, gergelim, quinoa e amaranto.

5 Unte, com a farinha de arroz, duas formas de bolo inglês (1 L cada). Transfira a massa para as formas. Pincele a superfície com a gema, cubra com um pano de prato e deixe descansar por 30 minutos dentro do forno apagado.

6 Preaqueça o forno a 200 °C (temperatura alta).

7 Pincele os pães com mais gema e leve ao forno para assar por 40 minutos.

8 Retire os pães das formas e deixe esfriar.

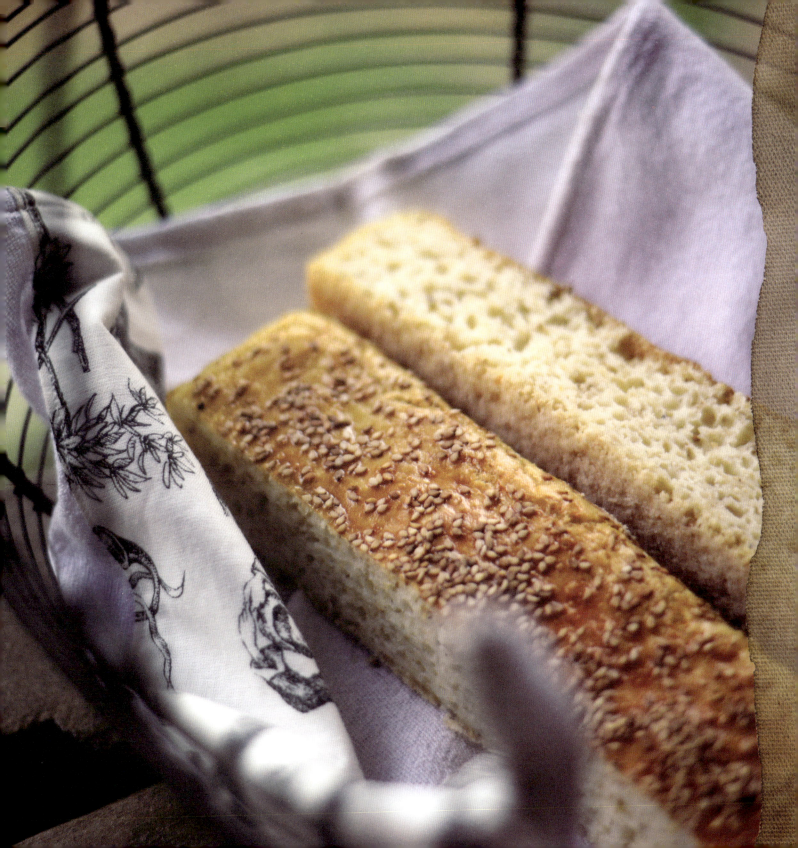

PÃO DE BATATA

2 batatas grandes (350 g)

4 ovos

1 gema

2 xícaras de farinha de arroz

200 ml de óleo

1 sachê de fermento biológico seco (10 g)

1 colher (chá) de sal

1 colher (café) de açúcar

1 colher (chá) de CMC

1 xícara de água

1H30

1 Em uma panela com água, cozinhe as batatas; depois, passe no espremedor.

2 Coloque todos os ingredientes no liquidificador e bata por 5 minutos.

3 Unte, com a farinha de arroz, duas formas de bolo inglês (1 L cada). Transfira a massa para as formas. Pincele a superfície com a gema, cubra com um pano de prato e deixe descansar por 30 minutos dentro do forno apagado.

4 Preaqueça o forno a 200 °C (temperatura alta).

5 Pincele os pães com mais gema e leve ao forno para assar por 40 minutos.

6 Retire os pães das formas e deixe esfriar.

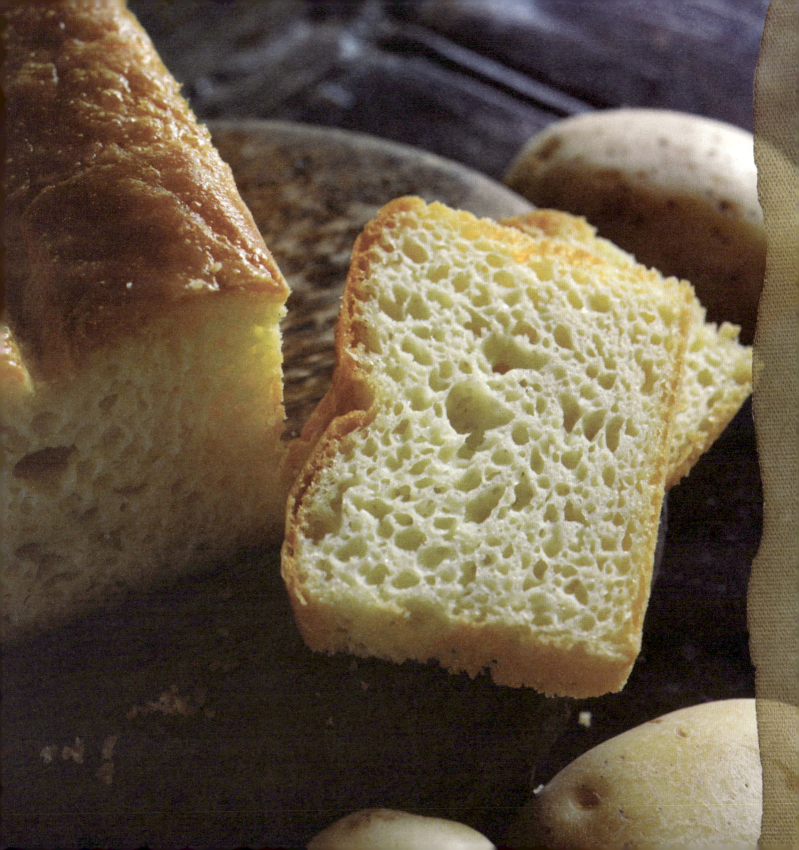

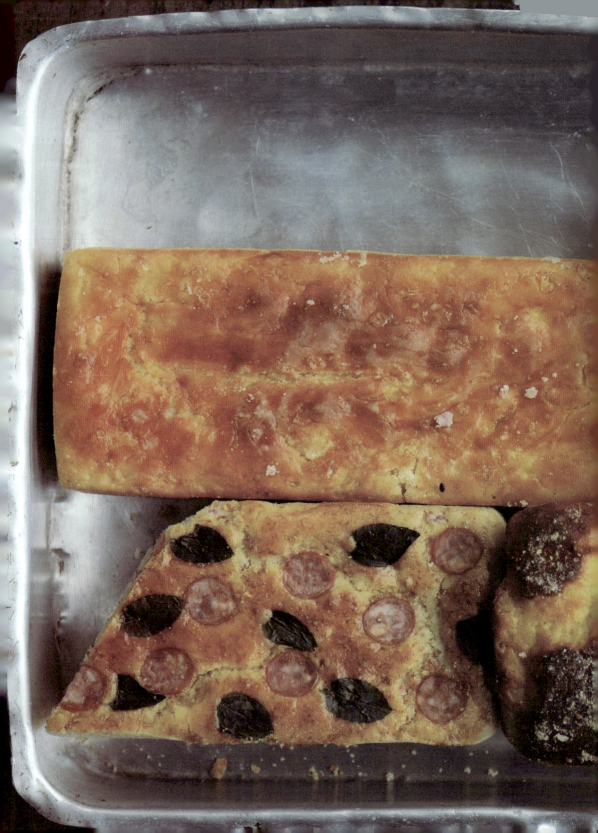

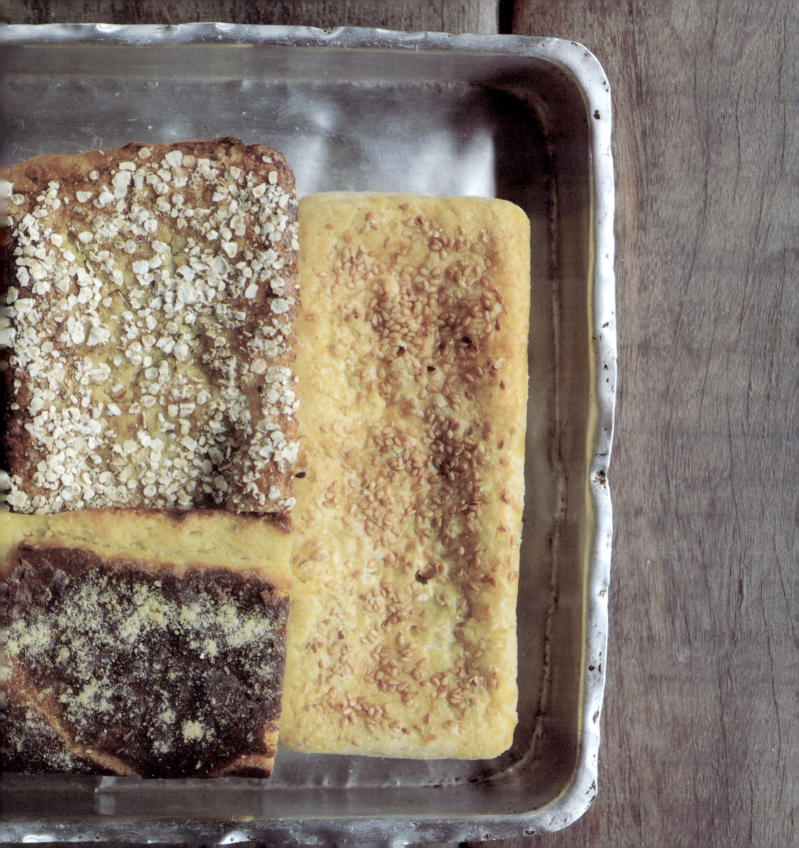

A PORTA DA RUA FICAVA ABERTA.

ERA SÓ IR ENTRANDO.

SE NÃO ENCONTRASSE NINGUÉM NÃO TINHA IMPORTÂNCIA,

PORQUE EM CIMA DO FOGÃO ESTAVA A CAFETEIRA DE FOLHA,

SEMPRE QUENTE,

PARA QUEM QUISESSE.

RUBEM ALVES

PÃO DE MILHO

100 g de fubá

100 ml de óleo

150 g de farinha de arroz

1 colher (sopa) de polvilho doce

3 ovos

30 g de fermento fresco para pão

½ colher (chá) de sal

1 colher de sopa de açúcar

½ xícara de leite

1 colher (chá) de CMC

1 colher (sobremesa) de vinagre de maçã

½ colher (chá) de erva doce

1H30

1 Bata tudo no liquidificador por 3 minutos.

2 Unte, com a farinha de arroz, uma forma de bolo inglês (1 L).

3 Descanse a massa por 30 minutos dentro do forno apagado.

4 Preaqueça o forno a 200 °C (temperatura alta).

5 Pincele a superfície com a gema e asse por 40 minutos.

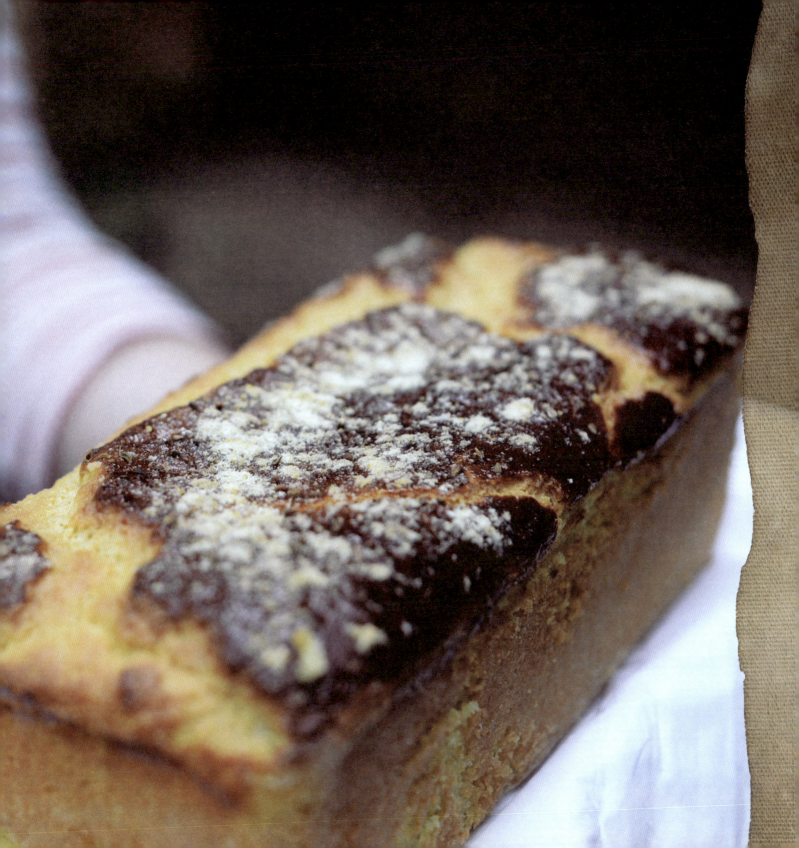

PÃO DE LINHAÇA

1 colher (chá) de CMC

2 xícaras de farinha de arroz

2 colheres (sopa) de polvilho doce

2 colheres (sopa) de linhaça em grão

1 colher (sopa) de aveia

1 xícara de água

2 colheres (sopa) de óleo

2 ovos

1 gema

1 colher (chá) de açúcar

½ colher (chá) de sal

1 sachê de fermento biológico seco (10 g)

DICA: *caso prefira que os grãos de linhaça fiquem aparentes, misture-os à massa antes de colocá-la para descansar.*

1 Coloque todos os ingredientes no liquidificador e bata por 3 minutos.

2 Unte, com a farinha de arroz, duas formas de bolo inglês (1 L cada). Transfira a massa para as formas. Pincele a superfície com a gema, cubra com um pano de prato e deixe descansar por 30 minutos dentro do forno apagado.

3 Preaqueça o forno a 200 °C (temperatura alta).

4 Pincele os pães com mais gema e leve ao forno para assar por 40 minutos.

5 Retire os pães das formas e deixe esfriar.

1H30

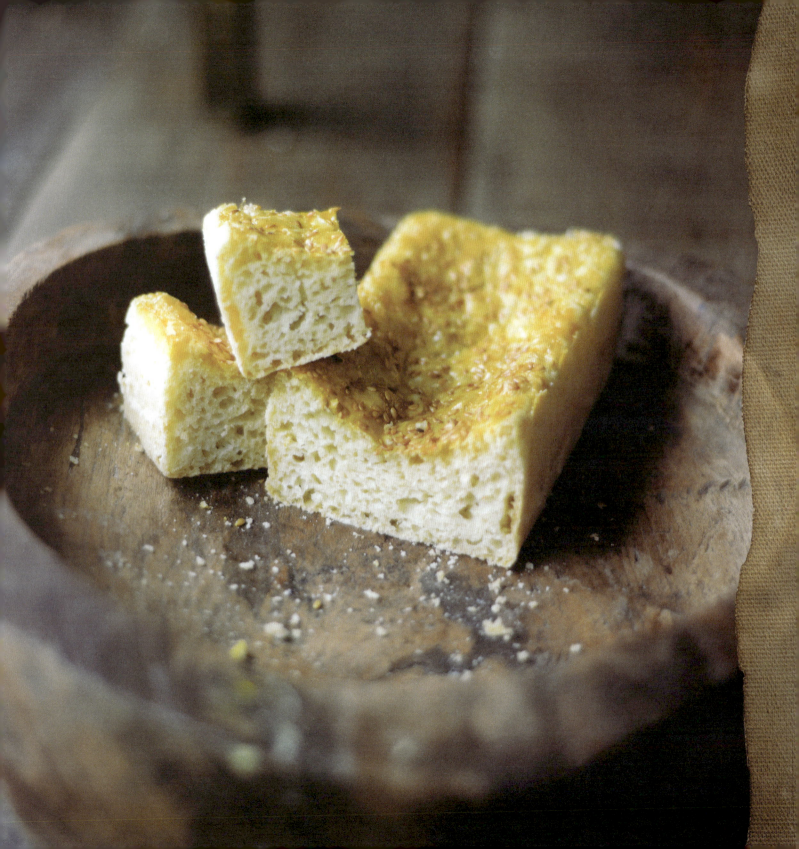

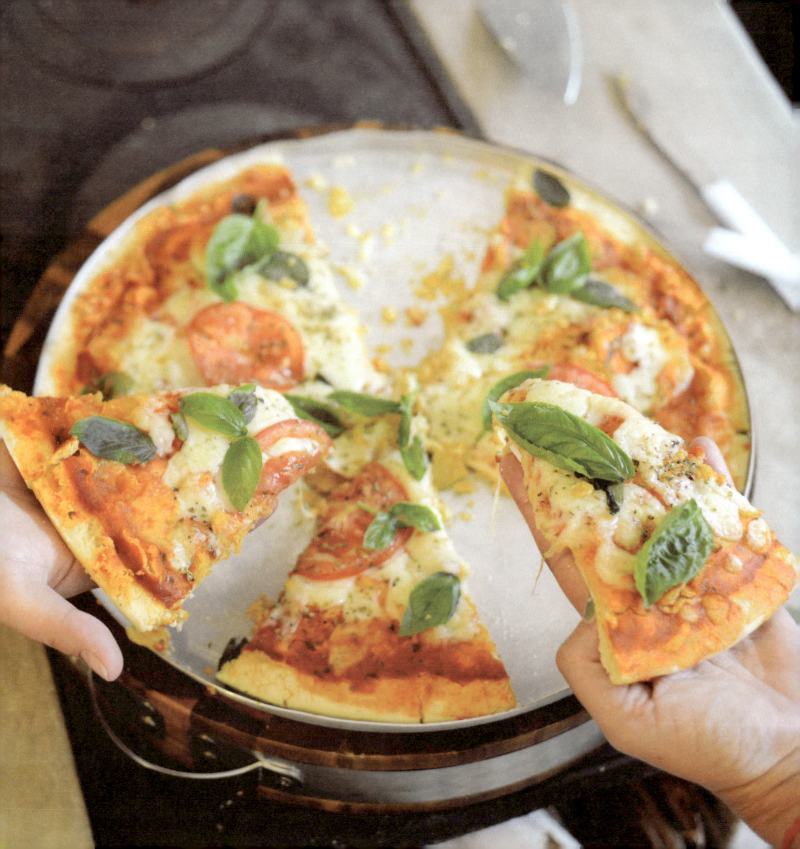

DELICIOSOS MOMENTOS

comidinhas

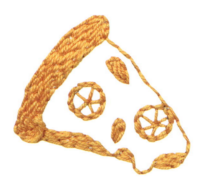

*Interessa-me mais o prazer que aparece
no rosto curioso e sorridente
de alguém que tira a tampa da panela,
para ver o que está lá dentro.*

Rubem Alves

NHOQUE

4 batatas grandes

1 ovo

2 colheres (sopa) de queijo parmesão

1 xícara de creme de arroz

½ xícara de fécula de batata

sal a gosto

DICA 1: *você não precisa descascar a batata antes de passar no espremedor, pois a cesta do espremedor retém a casca.*

DICA 2: *para fazer o molho de gorgonzola, basta dissolver o queijo no creme de leite e adicionar ½ copo de leite.*

60 MIN

1 Lave as batatas e coloque em uma panela com água para cozinhar em fogo médio até que fiquem macias.

2 Escorra a água e passe as batatas no espremedor.

3 Em uma tigela, polvilhe, aos poucos, as farinhas sobre as batatas espremidas. Com elas ainda quentes, junte o ovo e o queijo parmesão. Comece a trabalhar a massa e vá acrescentando o restante das farinhas até formar uma mistura macia.

4 Espalhe a farinha sobre a superfície de trabalho. Faça vários rolinhos e, com a faca afiada, corte os pedaços na diagonal (cada um deve ter cerca de 2,5 cm).

5 Numa panela grande, leve 3 litros de água com 1 colher (sopa) de sal ao fogo alto. Quando ferver, coloque 10 nhoques para cozinhar. À medida que começarem a boiar, retire com uma escumadeira e transfira para uma tigela com ½ xícara (chá) de água e 2 colheres (sopa) de azeite. Se for servir na hora, depois que começarem a boiar, deixe cozinhar por mais 10 segundos. Caso contrário, retire, pois ainda vão cozinhar ao aquecer no forno. Repita o procedimento até que todos os nhoques estejam cozidos.

6 Sirva com o molho de sua preferência, como bolonhesa, tomate ou gorgonzola.

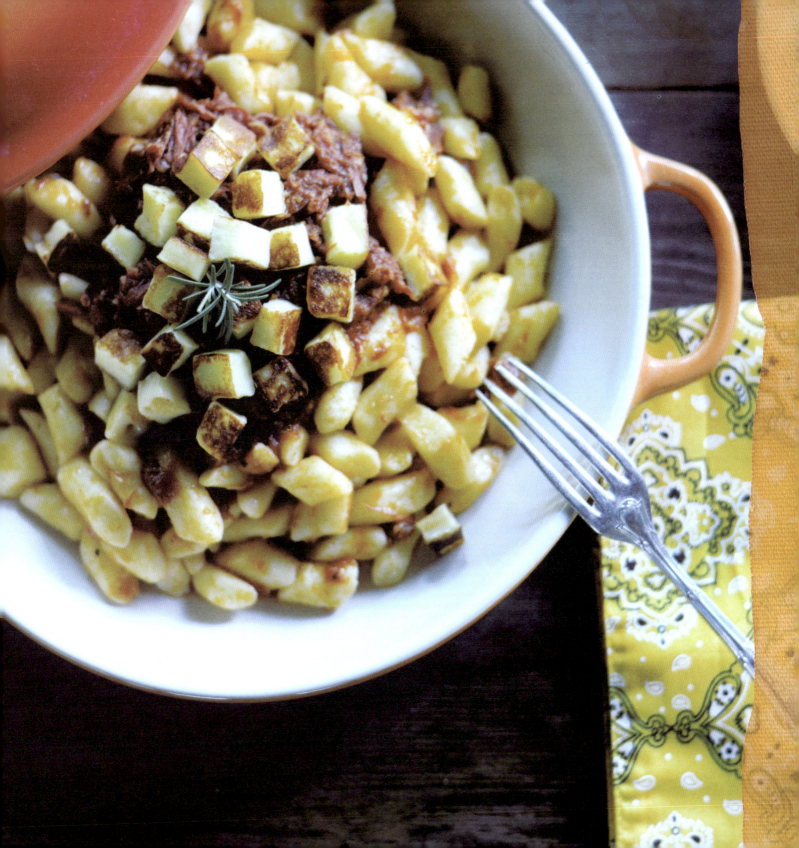

A PURA UTILIDADE ALIMENTAR, COISA BOA

PARA A SAÚDE, PELA MAGIA DA CULINÁRIA,

SE TORNA ARTE, BRINQUEDO, FRUIÇÃO,

ALEGRIA. COZINHA, LUGAR DOS RISOS...

RUBEM ALVES

PANQUECA

Massa

1 colher (chá) de maisena

2 ovos

2 xícaras de farinha de arroz

1 colher (sopa) de azeite

500 ml de leite

½ colher (chá) de CMC

1 pitada de sal

60 MIN

É só virar a página que você vai encontrar a receita do recheio!

1 Coloque todos os ingredientes em um liquidificador e bata por 1 minuto.

2 Aqueça uma frigideira antiaderente, de fundo grosso, e espalhe um pouquinho de manteiga com um pincel ou papel toalha dobrado, para não queimar os dedos.

3 Dê uma boa mexida na massa. Com uma concha, regue a massa na frigideira. Faça um movimento circular com a frigideira de modo a cobrir todo o fundo. Coloque a frigideira sobre fogo baixo e, quando as bolhas começarem a surgir, com o auxílio de uma espátula de borracha, vire a massa para dourar do outro lado. Retire a panqueca, coloque em um prato e repita todo o procedimento até finalizar a massa.

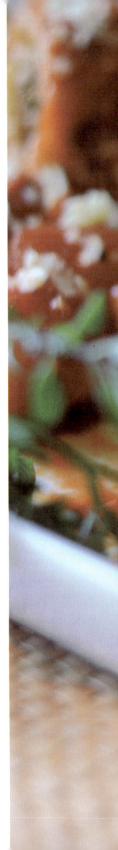

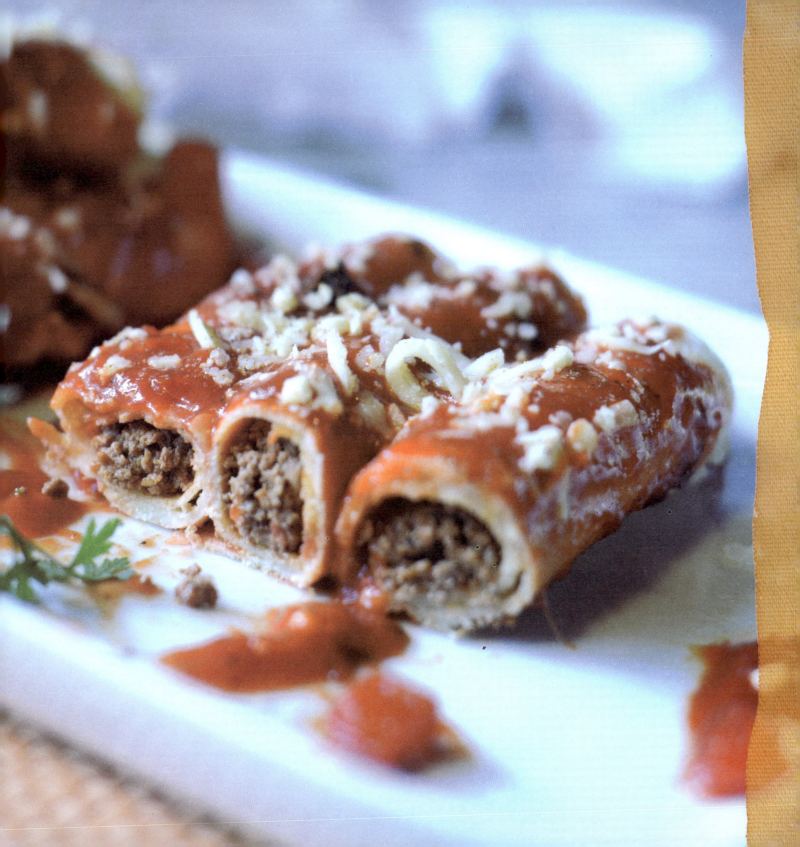

RECHEIO DA PANQUECA

Carne moída

2 colheres (sopa) de azeite

1 cebola picada

2 dentes de alho picados

300 g de carne de patinho moída

½ xícara (chá) de caldo de carne ou água

1 colher (sopa) de molho de tomate

1 gema

sal e pimenta-do-reino a gosto.

DICA: *a panqueca polvilhada com um pouquinho de açúcar e recheada de Nutella pode ganhar um sabor bem especial para o lanche da criançada.*

1 Leve uma panela com azeite ao fogo médio. Quando esquentar, junte a cebola e refogue até ficar transparente. Junte o alho e refogue por mais 1 minuto.

2 Aumente o fogo, junte a carne moída e refogue até que ela perca a cor rosada. Continue mexendo e, quando ela começar a dourar, acrescente a água, o molho de tomate e a gema. Misture rapidamente e tempere com sal e pimenta-do-reino. Quando engrossar, desligue.

3 Recheie as panquecas e coloque em um refratário. Regue com o molho de sua preferência e leve ao forno preaquecido a 180° C, apenas para aquecer. Polvilhe com queijo ralado.

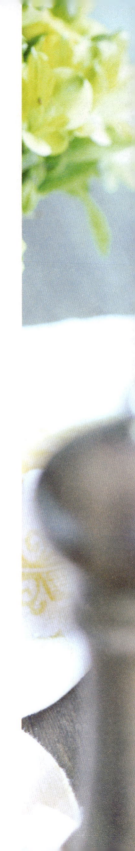

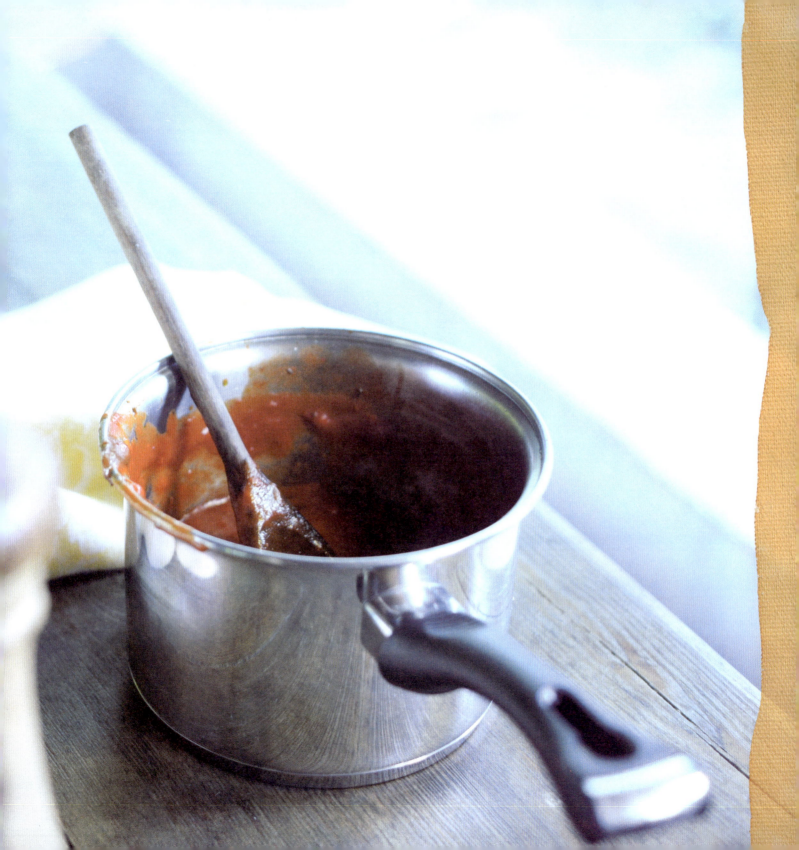

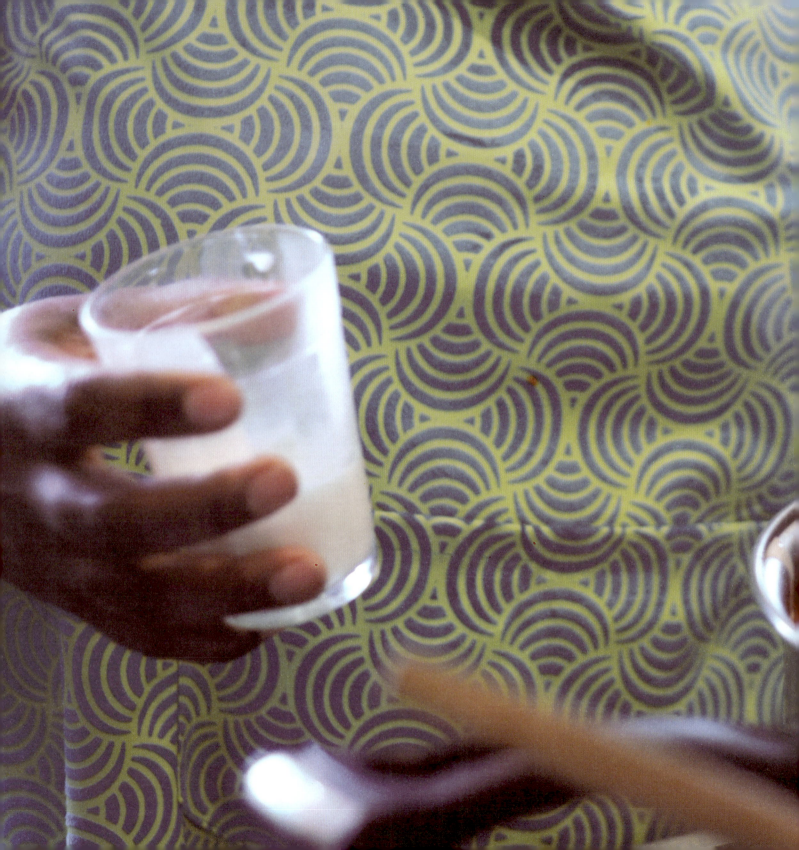

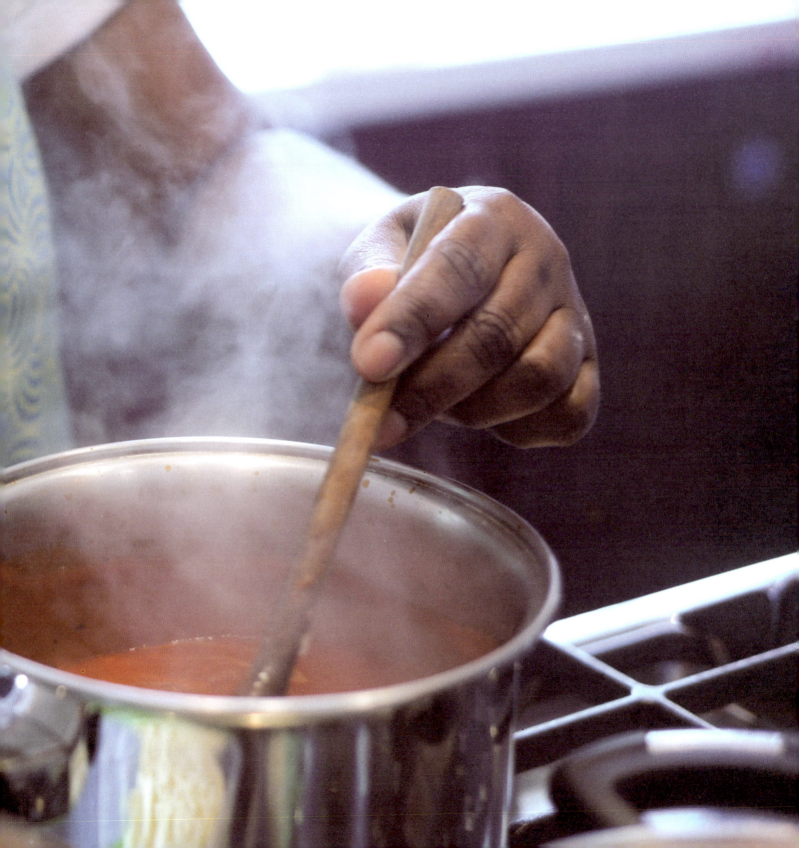

PIZZA

1 xícara (chá) de **creme de arroz**

2 xícaras (chá) de **farinha de arroz**

1 colher (sopa) de **maisena**

2 colheres (sopa) de **óleo**

1 colher (sopa) de **manteiga**

1 colher (chá) de **CMC**

2 **ovos**

1 colher (chá) de **sal**

1 colher (chá) de **açúcar**

1 xícara (chá) de **leite morno**

15 g ou 1 tablete de **fermento fresco para pão**

1H20

1 Em uma tigela, misture o creme de arroz, a maisena, a farinha de arroz e o sal. Reserve.

2 Em um copo, dilua o fermento no leite e acrescente o óleo.

3 Abra um buraco no meio da massa de farinhas e acrescente o leite com o fermento, o óleo, a manteiga e os demais ingredientes. Misture bastante até formar uma massa leve.

4 Sove a massa e deixe descansar por 40 minutos.

5 Abra os discos e coloque em formas untadas com a farinha de arroz. Ponha o molho de tomate e coloque os recheios de sua preferência. Regue com azeite e asse em forno alto (preaquecido por 15 minutos), de 15 a 20 minutos cada uma.

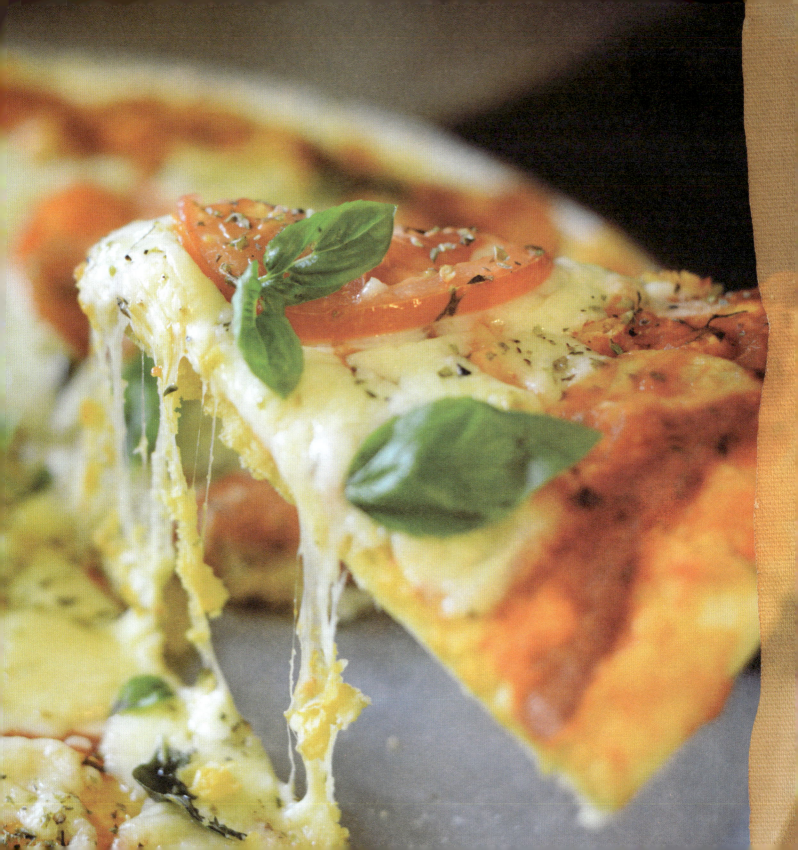

EMPADÃO DE FRANGO

Massa

3 xícaras de creme de arroz

50 ml de azeite

150 g de manteiga

1 ovo

1 gema

5 colheres (sopa) de água

1 colher (sobremesa) de maisena

½ xícara de polvilho doce

1 colher (café) de sal

60 MIN

1 Preaqueça o forno a 180°C (temperatura média).

2 Em uma tigela grande, misture todos os ingredientes com as mãos até obter uma massa bem homogênea.

3 Transfira a massa para uma superfície lisa e enfarinhada. Lembre-se: quanto menos mexer, melhor, pois mais crocante ela fica. Divida a massa em três partes. Reserve uma para fechar o empadão.

4 Forme uma bola com ⅔ da massa. Com um rolo, em uma superfície enfarinhada, abra a massa o suficiente para que cubra o fundo e a lateral do pirex.

5 Transfira a massa para o pirex. Com os dedos, pressione o fundo e as laterais e retire as sobras.

6 Coloque o recheio no pirex.

7 Abra o restante da massa com o rolo e feche o empadão com ela. Com as pontas dos dedos, pressione as beiradas e retire o excesso. Faça um corte em cruz ou apenas um furo para que, ao assar, o vapor tenha por onde sair.

8 Pincele a massa com uma gema batida com uma colher (sopa) de água e leve ao forno para assar por 40 minutos, ou até dourar.

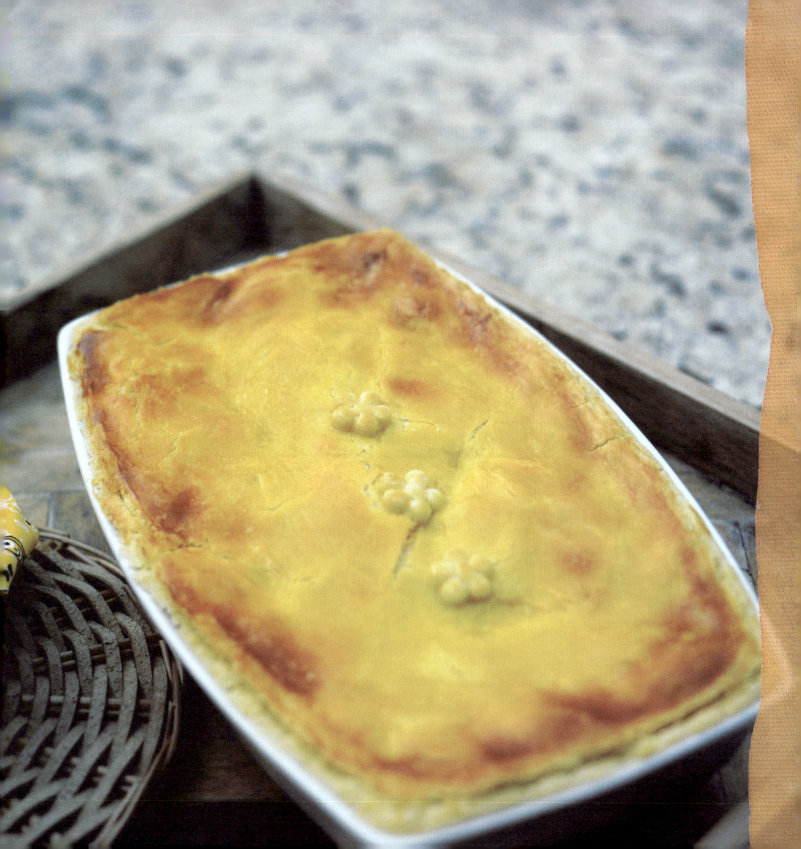

RECHEIO DO EMPADÃO DE FRANGO

1 peito de frango desfiado

1 xícara (chá) de caldo de frango

1 cebola

2 dentes de alho

2 tomates

1 colher (sopa) de manteiga

1 colher (sopa) de farinha de arroz

1 gema

sal e pimenta-do-reino a gosto

DICA: *este empadão fica mais simples se você usar o que sobrou de um frango assado!*

1 Descasque e pique em pedacinhos finos a cebola e o alho. Retire a pele dos tomates, corte em metades e retire as sementes. Pique em pedaços grandes.

2 Numa panela, leve a manteiga ao fogo baixo. Quando derreter, junte a cebola e refogue, mexendo sempre, até que comece a dourar. Junte o alho e os tomates e vá mexendo até formar uma pasta.

3 Coloque o peito de frango, já desfiado, na panela. Tempere com sal e pimenta-do-reino e misture bem. Polvilhe com a farinha de arroz e continue mexendo. Regue com o caldo até ficar com uma consistência grossa.

4 Junte a gema e misture vigorosamente. Deixe cozinhar por mais 2 minutos. Verifique os temperos e corrija com sal e pimenta-do-reino.

5 Desligue o fogo e coloque o recheio na massa do empadão.

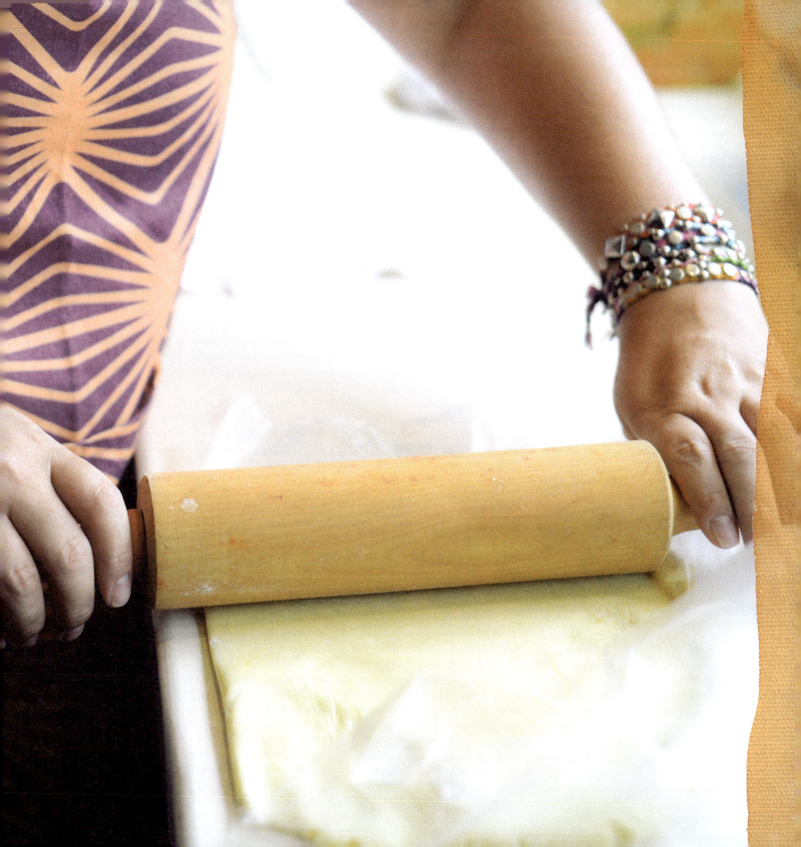

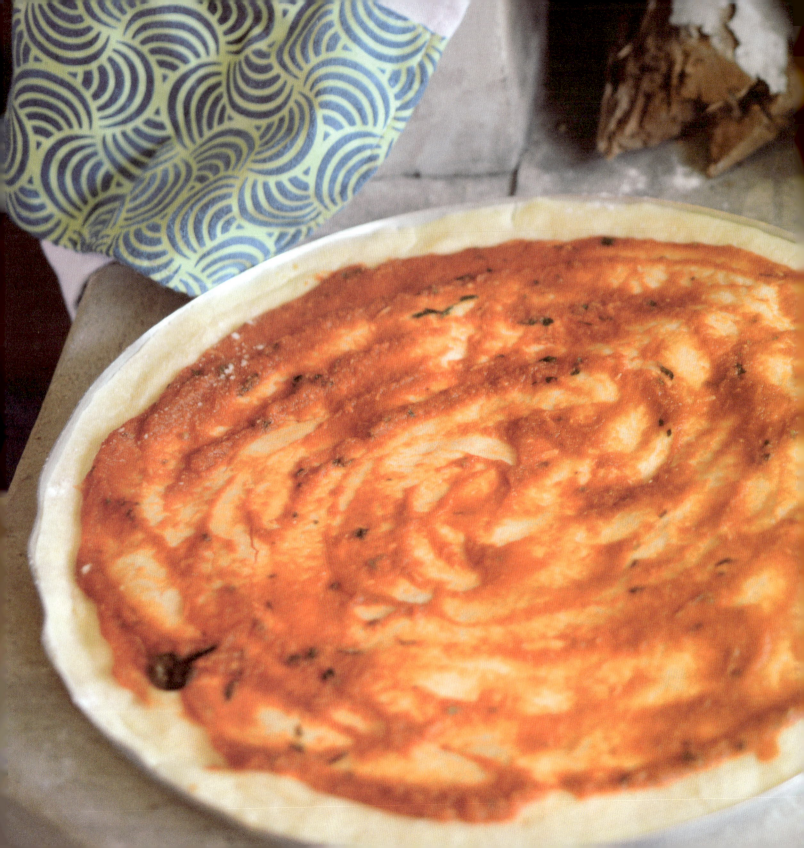

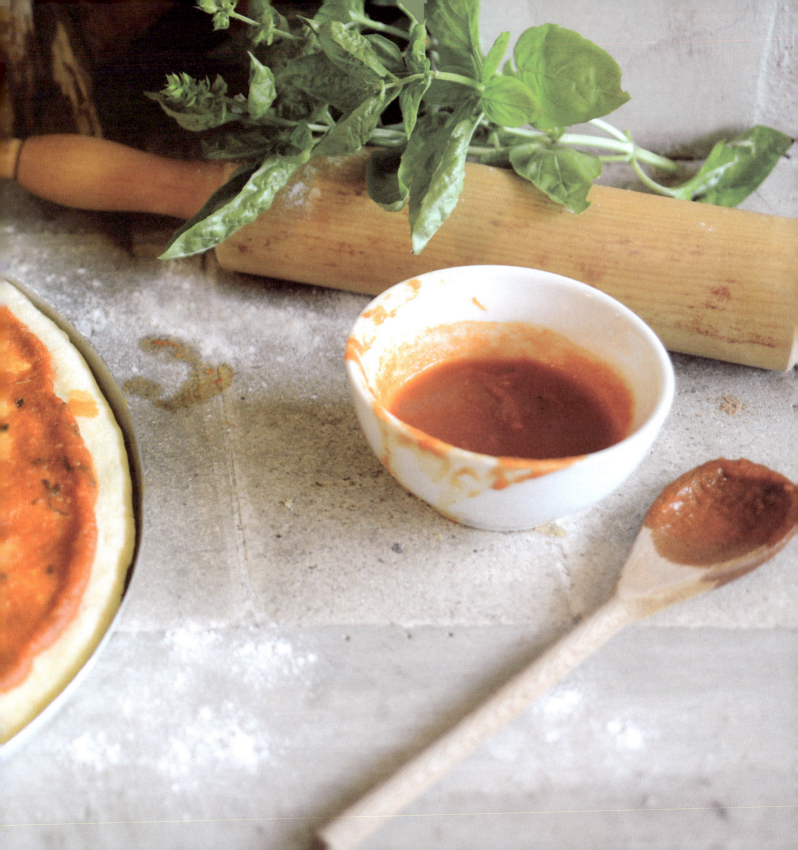

A COZINHEIRA (...) PENSA QUE O PRAZER DO CORPO E A ALEGRIA DA ALMA SÃO OS OBJETIVOS SUPREMOS DA VIDA. E PARA ISSO ELA COZINHA: PARA DAR PRAZER E ALEGRIA. A COMIDA NÃO É UM MEIO; ELA É UM FIM. A COZINHEIRA É UMA SACERDOTISA DE EROS. TODO O SEU SABER ESTÁ A SERVIÇO DO SABOR.

O SABER É UM MEIO PARA SE VIVER. O SABOR É O FIM PARA QUE SE VIVE.

RUBEM ALVES

QUICHE

Massa

1½ xícara de creme de arroz

3 colheres (sopa) de manteiga ou margarina

1 ovo

1 colher (sopa) de polvilho doce

1 pitada de sal

DICA 1: *evite trabalhar demais a massa, pois ela acaba ficando menos crocante.*

DICA 2: *você também pode fazer miniquiches. Mas com atenção, pois as tortas menores assam mais rápido.*

1H15

1 Você vai precisar de uma forma de quiche de cerca de 20 cm, de preferência antiaderente.

2 Misture todos os ingredientes com as mãos até formar uma massa homogênea.

3 Enfarinhe a superfície de trabalho e abra a massa com um rolo. Ela deve ficar maior do que a forma, pois deve cobrir o fundo e as laterais. Enrole a massa no rolo e desenrole sobre a forma. Com as mãos, modele a massa na forma, retirando as sobras. Para que a massa não quebre, é importante apertar os cantos para formar uma base sólida. Retire o excesso da massa.

4 Leve a massa para assar por 20 minutos, até que esteja dourada.

5 Com cuidado para não derramar, coloque o seu recheio preferido e leve ao forno preaquecido a 180°C por 45 minutos para assar.

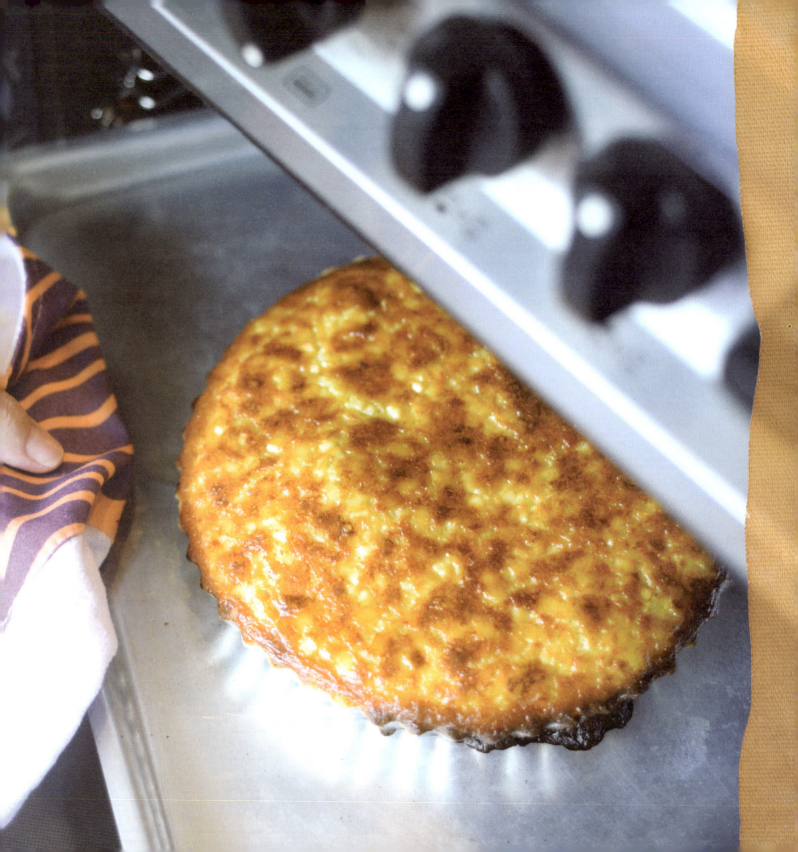

RECHEIO DA QUICHE

Recheio de palmitos frescos

½ kg de palmito fresco

1 colher (sobremesa) de maisena

1 cebola média picada

1 xícara de água

1 colher (café) de orégano

1 colher (sobremesa) de margarina

1 colher (sopa) de azeite

pimenta-do-reino a gosto

sal a gosto

1 Em uma panela com água, cozinhe o palmito inteiro, até ficar macio.

2 Depois de cozido, pique e reserve.

3 Em uma panela, aqueça a margarina em fogo médio. Refogue a cebola até ficar transparente; junte o palmito picado e mexa.

4 Enquanto isso, dissolva a maisena na xícara de água e vá acrescentando na mistura da panela, sempre mexendo. Por último, acrescente o sal, a pimenta-do-reino, o orégano e uma colher de sopa de azeite.

5 Coloque o recheio na massa já assada e espalhe de maneira uniforme. Asse por 30 minutos, ou até dourar.

Recheio de queijo

100 g de queijo parmesão picado

100 g de queijo prato

100 g de queijo coalho ou outros

1 xícara de leite

1 ovo

1 colher (sopa) de manteiga

1 pitada de noz-moscada

1 Bata tudo no liquidificador.

2 Coloque o recheio na massa já assada e espalhe de maneira uniforme. Asse por 30 minutos, ou até dourar.

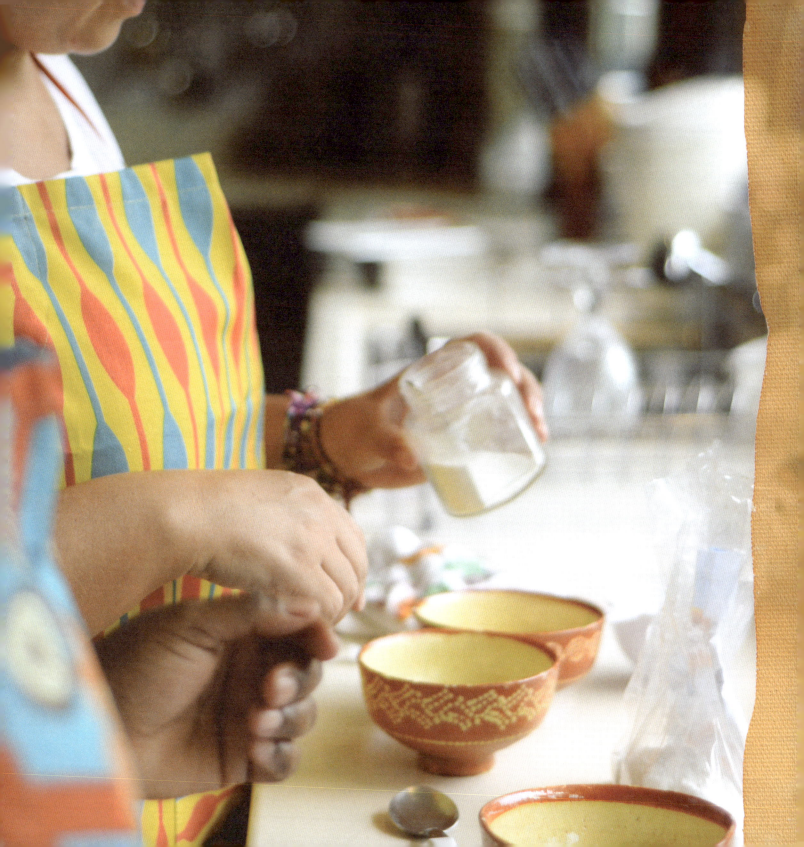

CROQUETE

2 ovos

3 xícaras de carne moída já refogada

1 cebola pequena ralada

1 dente de alho picado

2 colheres (sopa) de azeite

4 colheres (sopa) de farinha de arroz

1 xícara de leite

farinha de rosca sem glúten, para empanar, ou pão sem glúten triturado

sal a gosto

DICA: *essa receita pode ser feita com qualquer sobra de carne pronta e processada.*

50 MIN

1 Leve uma panela com azeite ao fogo médio. Quando esquentar, junte a cebola e refogue até ficar transparente. Junte o alho e refogue por mais 1 minuto.

2 Aumente o fogo, junte a carne moída e refogue até que ela perca a cor rosada. Continue mexendo e, quando ela começar a dourar, apague o fogo e acrescente o leite e a farinha de arroz. Misture bem.

3 Volte com a panela para o fogo e, sem parar de mexer, deixe a massa cozinhar até que comece a soltar do fundo da panela.

4 Deixe a massa esfriar, faça os bolinhos com as mãos e, em seguida, passe no ovo e na farinha de rosca sem glúten.

5 Você pode fritar ou assar os croquetes.

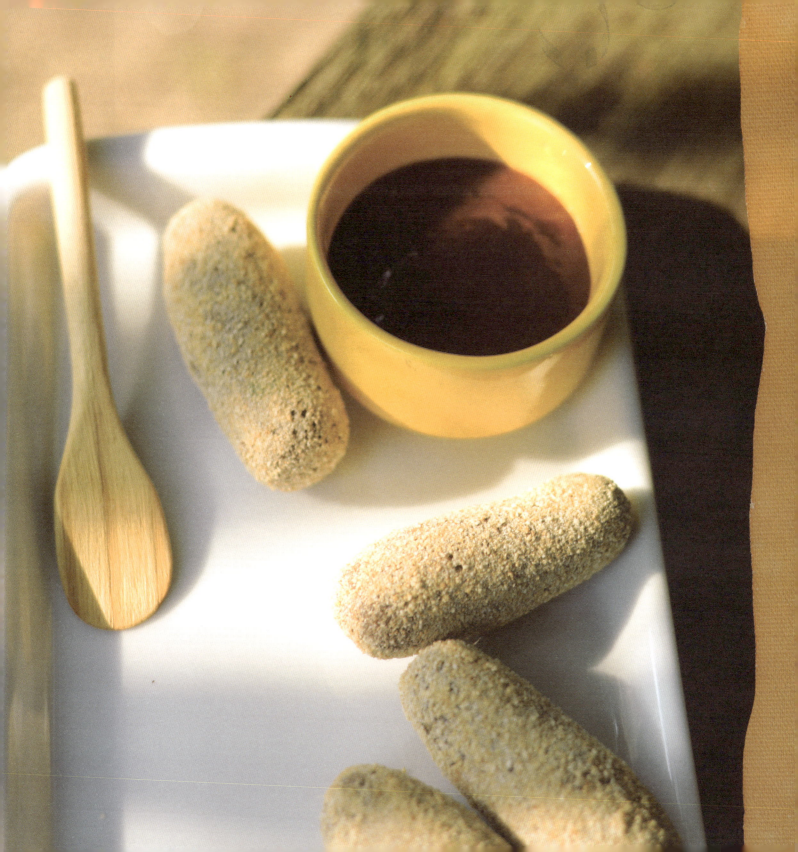

RISSOLE

2 xícaras de leite

1 colher (sopa) bem cheia de manteiga

1 colher (café) de sal

1 xícara de farinha de arroz

1 colher (sobremesa) de farinha de tapioca

1 ovo

farinha de mandioca ou farinha de rosca sem glúten ou pão sem glúten triturado, para empanar

DICA: *use o recheio de carne da panqueca.*

60 MIN

1 Numa panela, junte o leite, a manteiga e o sal. Deixe ferver e abaixe o fogo.

2 Sem parar de mexer, vá adicionando a farinha de arroz misturada à farinha de tapioca. Mexa até que a massa desgrude do fundo da panela.

3 Deixe esfriar.

4 Abra a massa em uma superfície lisa e corte com a boca de um copo em forma de círculo. Coloque uma porção do recheio e feche.

5 Passe os rissoles no ovo e na farinha de mandioca (ou farinha de rosca sem glúten, ou pão sem glúten triturado) e frite em óleo quente.

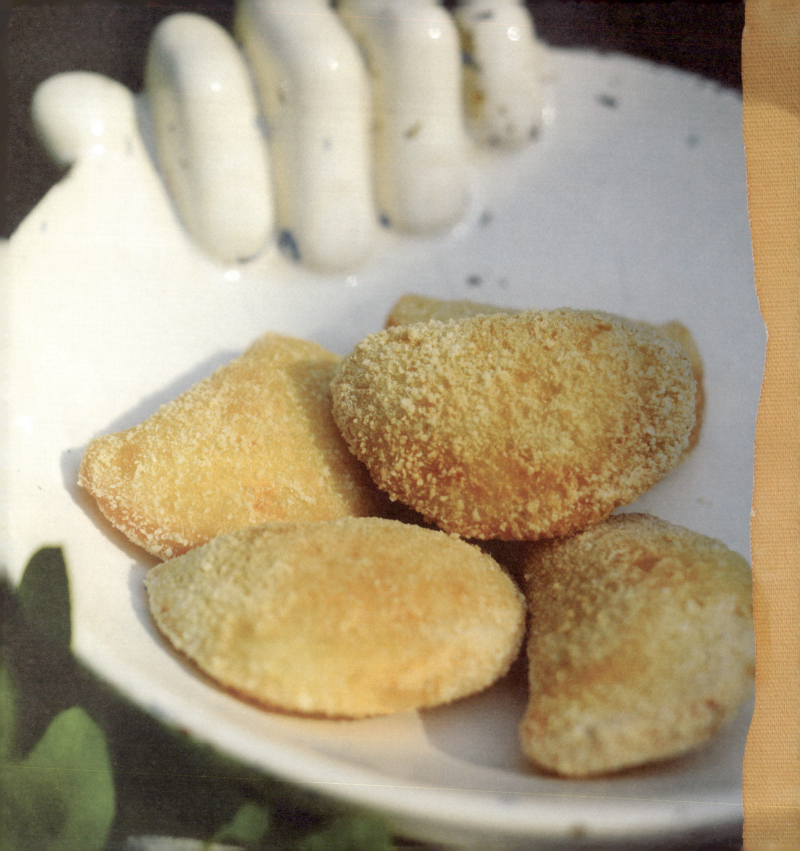

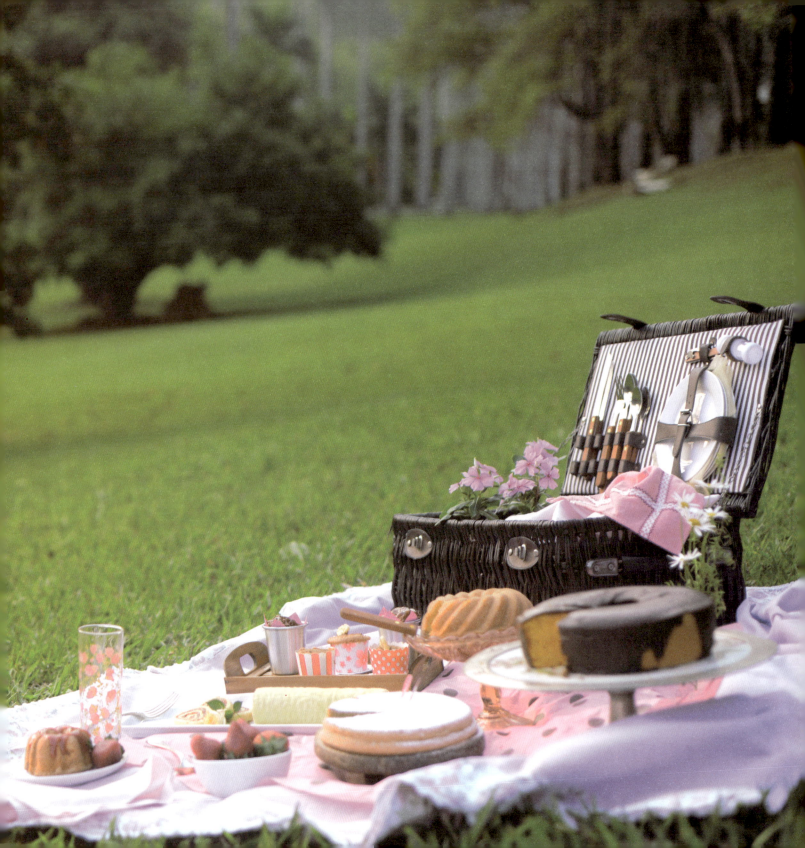

Momento de gostosura

bolos e biscoitos

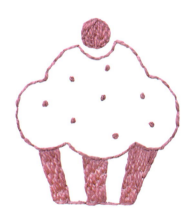

Minhas mãos doceiras...
Jamais ociosas.
Fecundas. Imensas e ocupadas.
Mãos laboriosas.
Abertas sempre para dar,
ajudar, unir e abençoar.

Cora Coralina

BISCOITO DE GERGELIM

1 xícara (chá) de creme de arroz

¼ de xícara (chá) de maisena

1 colher (sopa) de fécula de batata

1 ovo

1 colher (sopa) de queijo parmesão

1 colher (chá) fermento biológico em pó

40 g de manteiga

1 colher (sopa) de gergelim

½ colher (chá) de sal

água para dar liga

½ colher (chá) de CMC

farinha de arroz para untar

60 MIN

1 Preaqueça o forno a 180°C (temperatura média).

2 Unte o tabuleiro com manteiga e polvilhe com a farinha de arroz. Se preferir, apenas forre com papel-manteiga.

3 Misture todos os ingredientes. Amasse bem com as mãos até obter uma massa homogênea. Acrescente a água aos poucos, em colheradas.

4 Abra a massa e use a boca de um copo para cortar, ou escolha o formato de sua preferência. Salpique um pouco de gergelim por cima.

5 Leve ao forno para assar até que os biscoitos estejam levemente dourados.

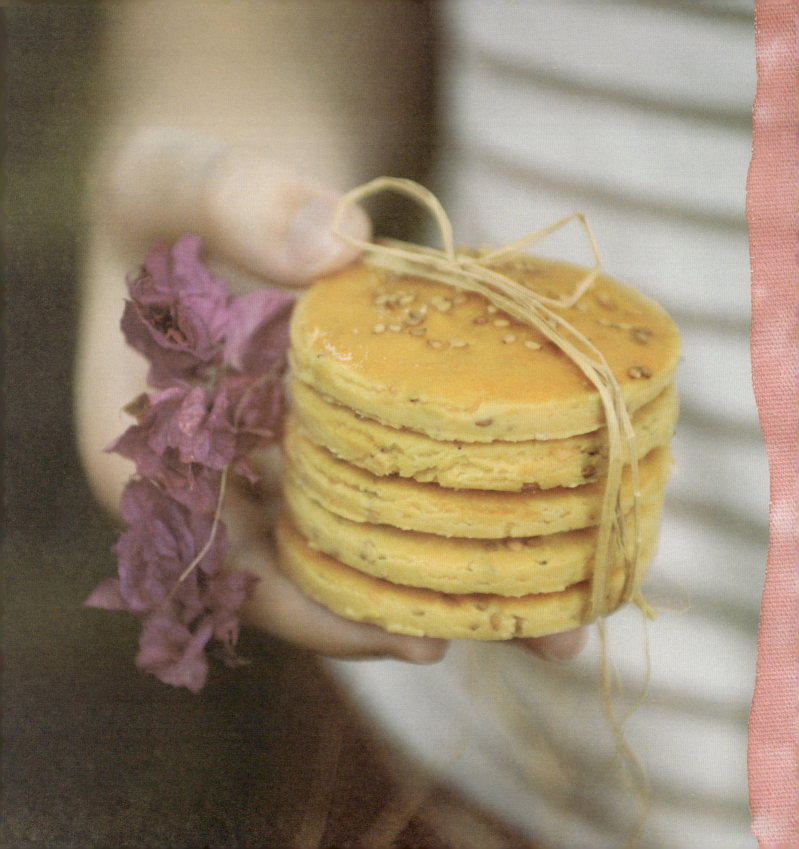

A ARTE CULINÁRIA, TAMBÉM, TEM ESTREITAS LIGAÇÕES COM A MAGIA. AS COMIDAS SÃO PODERES MÁGICOS.

(...)

A CULINÁRIA TEM, DENTRE OUTROS PODERES, O PODER
DE COLOCAR SABOR NOS OLHOS E CORES NA BOCA.
A CULINÁRIA LIGA A BOCA AOS OLHOS, O SABOR AO OLHAR.

RUBEM ALVES

BISCOITO DE CHOCOLATE

½ xícara (chá) de chocolate em pó

½ xícara (chá) de maisena

1½ xícara (chá) de farinha de arroz

110 g de manteiga

1 ovo

½ xícara (chá) de açúcar cristal

½ colher (chá) de CMC

½ colher (chá) de fermento em pó

1 colher (sopa) de água

DICA: *deixe a massa descansar na geladeira por 30 minutos antes de modelar os biscoitos.*

60 MIN

1 Preaqueça o forno a 180°C (temperatura média).

2 Unte o tabuleiro com manteiga e polvilhe com a farinha de arroz. Se preferir, apenas forre com papel-manteiga.

3 Misture com as mãos todos os ingredientes até conseguir uma massa lisa.

4 Corte a massa com o cortador de sua preferência e coloque na assadeira.

5 Leve ao forno para assar por 20 minutos, ou até que os biscoitos estejam dourados.

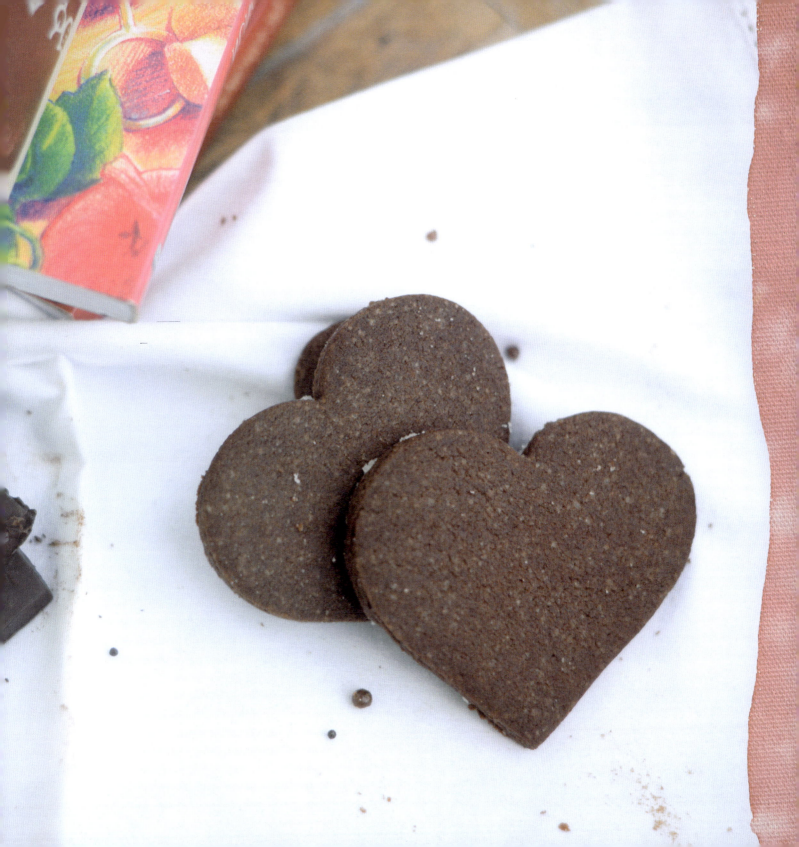

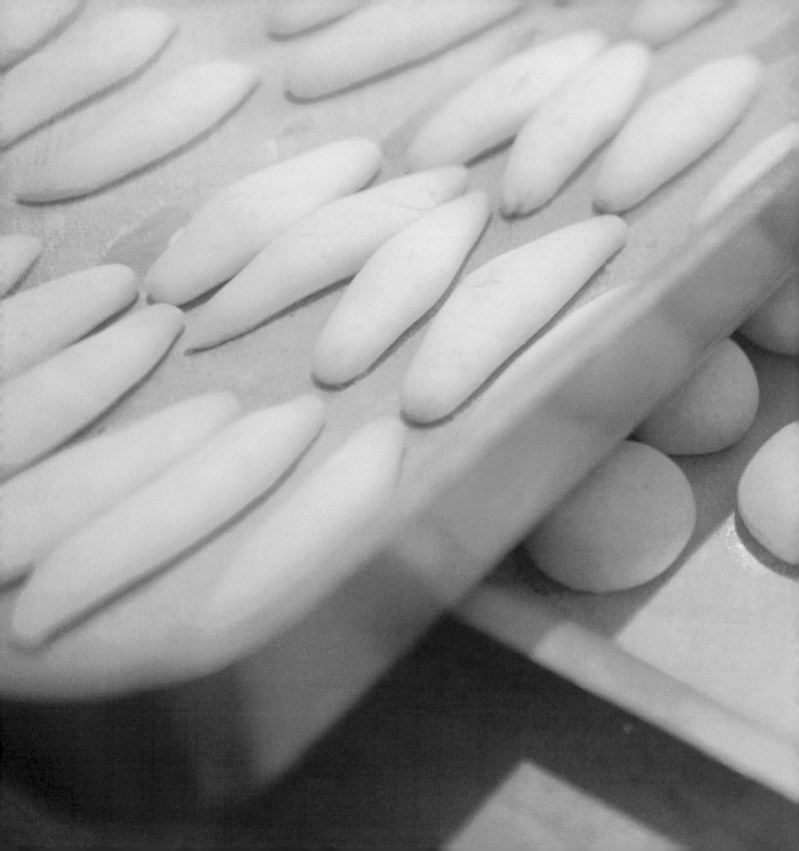

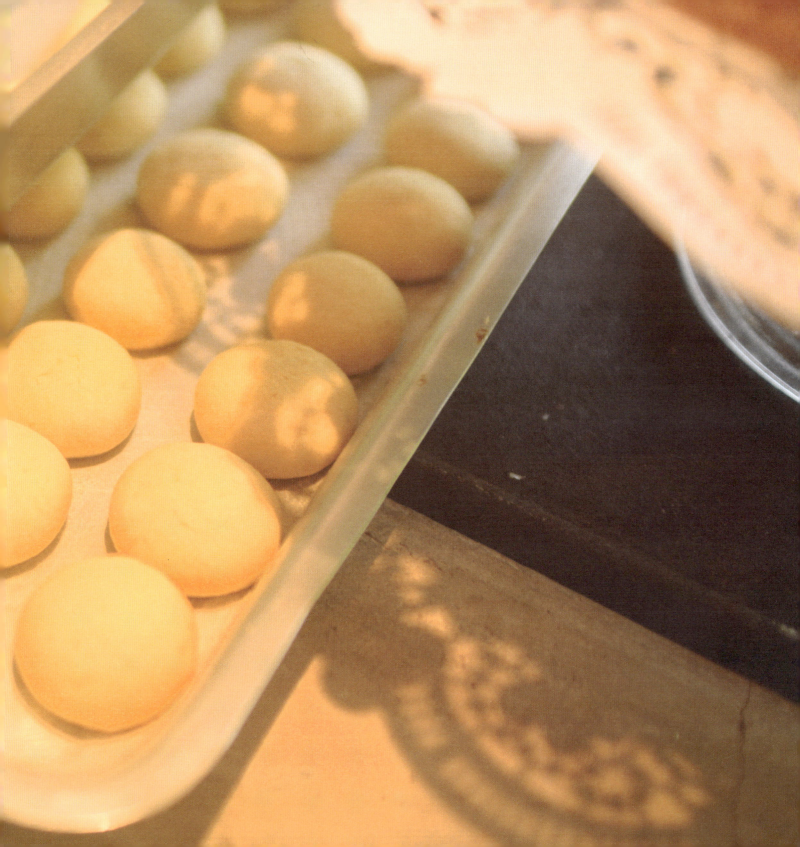

BISCOITO DE QUEIJO

100 g de manteiga em temperatura ambiente

¼ de xícara (chá) de açúcar

1 colher (chá) de sal

1 ovo

1 xícara (chá) de queijo parmesão ralado

250 g de polvilho doce

½ colher (chá) de CMC

½ colher (chá) de fermento em pó

farinha de arroz para untar

50 MIN

1 Preaqueça o forno a 180°C (temperatura média).

2 Unte o tabuleiro com manteiga e polvilhe com a farinha de arroz. Se preferir, apenas forre com papel-manteiga.

3 Em uma tigela, bata com o garfo a manteiga, o açúcar e o sal. Sem parar de bater, junte o ovo, o queijo, o CMC e o fermento. Acrescente o polvilho doce aos poucos. Amasse bem com as mãos até obter uma massa homogênea.

4 Faça bolinhas do tamanho de uma noz e, com a palma da mão, pressione levemente.

5 Leve ao forno para assar até que os biscoitos estejam levemente dourados na parte de baixo.

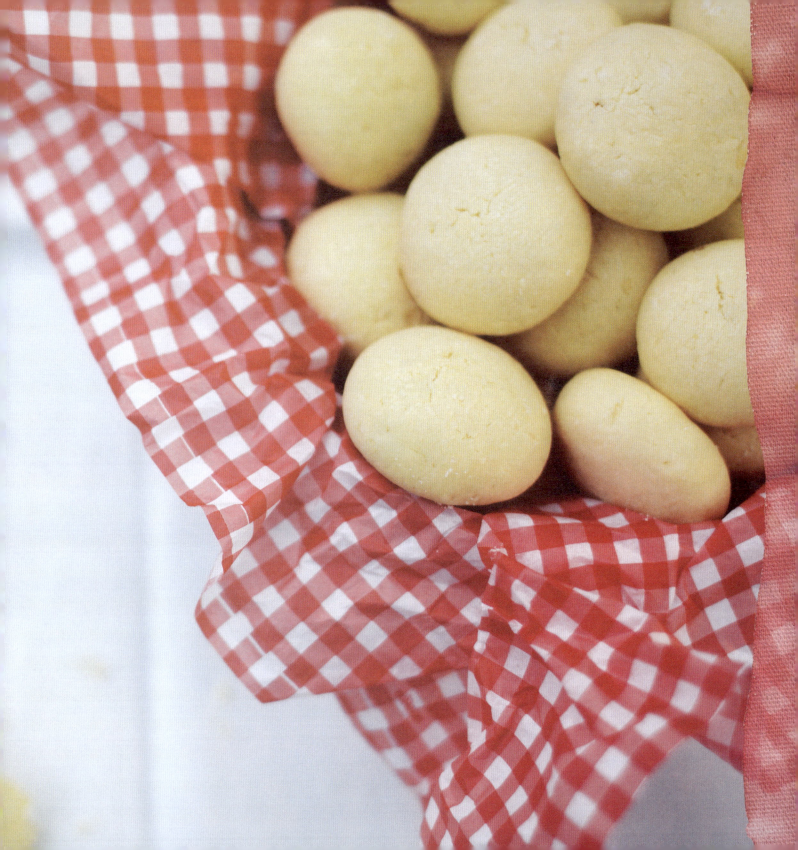

SEQUILHO

2½ xícaras (chá) de maisena

4 colheres (sopa) de leite condensado

1 ovo

2½ colheres (sopa) bem cheias de manteiga

1 pitada de sal

½ colher (chá) de fermento em pó

farinha de arroz para untar

50 MIN

1 Preaqueça o forno a 180°C (temperatura média).

2 Unte o tabuleiro com manteiga e polvilhe com a farinha de arroz. Se preferir, apenas forre com papel-manteiga.

3 Misture com as mãos todos os ingredientes até conseguir uma massa lisa.

4 Modele a massa como se fossem cobrinhas. Com uma faca, corte os pedaços e coloque na assadeira.

5 Leve ao forno até que os biscoitos estejam dourados.

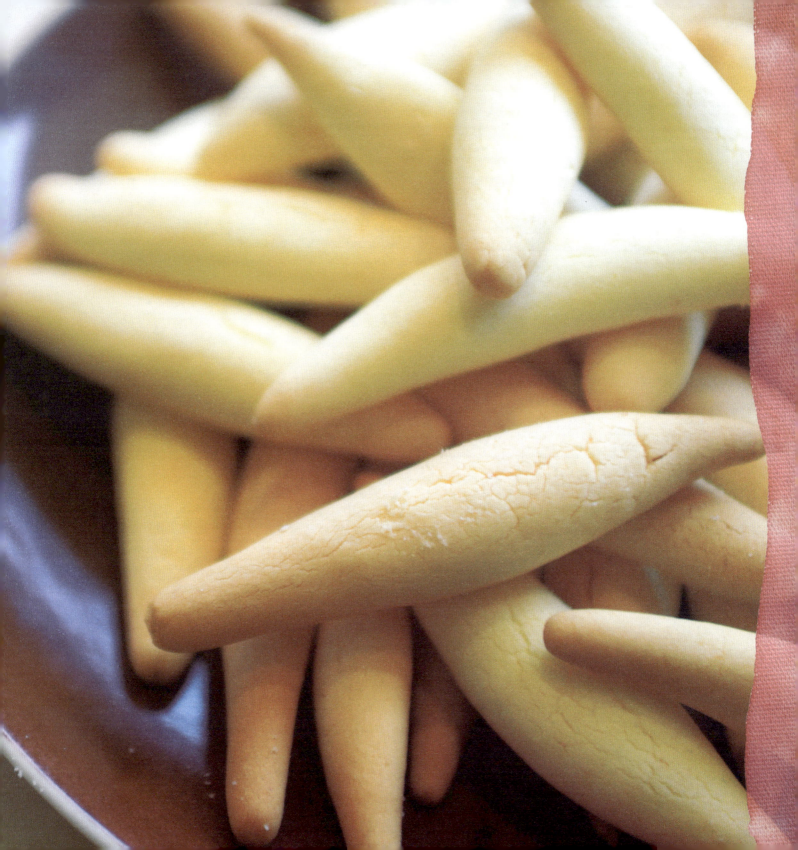

MINHA BISAVÓ

TRADUZIA, COM SENTIMENTO SEM IGUAL,

A LENDA ORIENTAL

ESTAMPADA NO FUNDO DAQUELE PRATO.

EU ERA TODA OUVIDOS.

OUVIA COM OS OLHOS, COM O NARIZ, COM A BOCA,

COM TODOS OS SENTIDOS (...)

CORA CORALINA

BISCOITO GINGER

50 g de polvilho doce

1½ xícara (chá) de farinha de arroz

½ xícara (chá) de fécula de batata

½ xícara (chá) de açúcar mascavo

¼ de xícara (chá) de açúcar cristal

50 g de manteiga

½ colher (sopa) de canela

½ colher (sopa) de gengibre

½ colher (chá) de noz-moscada

1 ovo

1 gema

½ colher (chá) de CMC

½ colher (chá) de fermento em pó

DICA: *os biscoitos ginger são famosos pelo seu formato de bonequinhos decorados. As crianças vão adorar!*

50 MIN

1 Preaqueça o forno a 180°C (temperatura média).

2 Unte o tabuleiro com a manteiga e polvilhe com a farinha de arroz. Se preferir, apenas forre com papel-manteiga.

3 Misture todos os ingredientes até conseguir uma massa lisa e homogênea.

4 Faça bolinhas com a palma das mãos e pressione levemente com a ponta do garfo.

5 Leve ao forno para assar até que as bordas dos biscoitos estejam douradas.

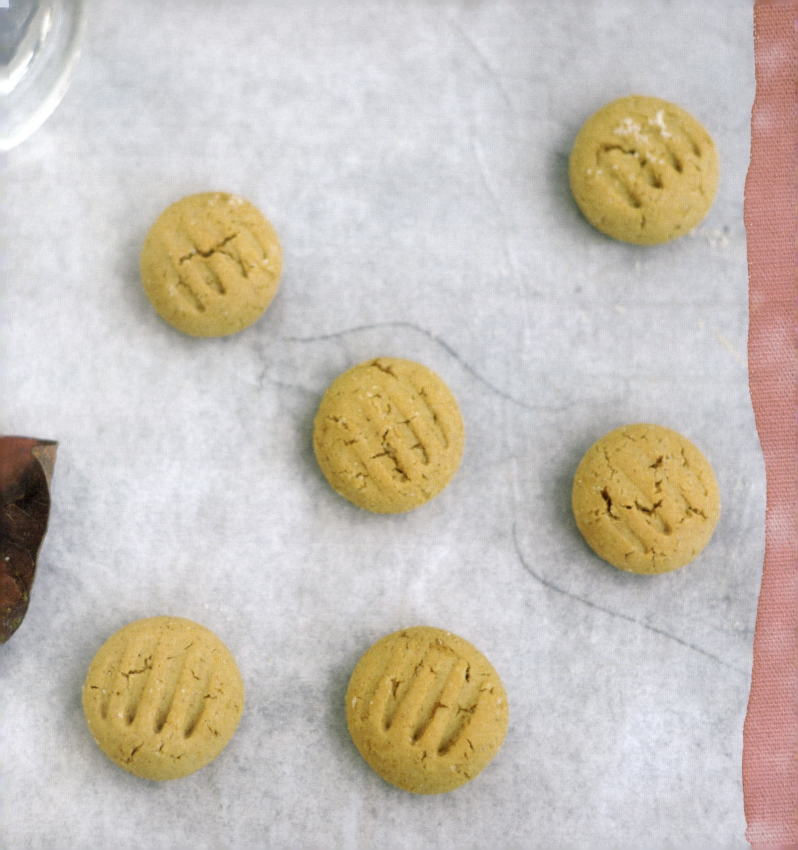

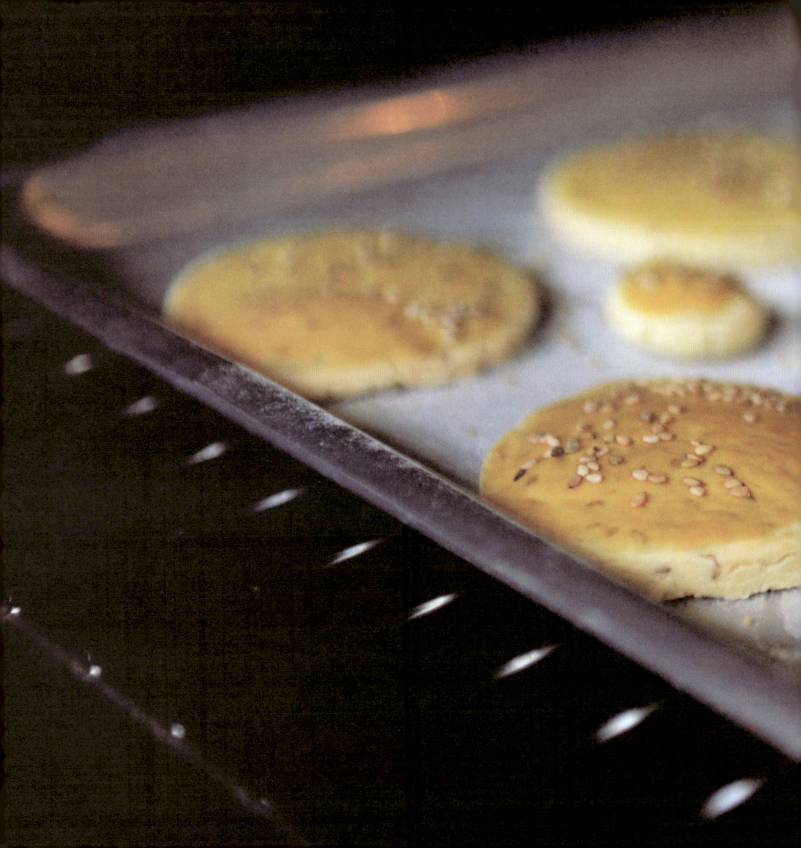

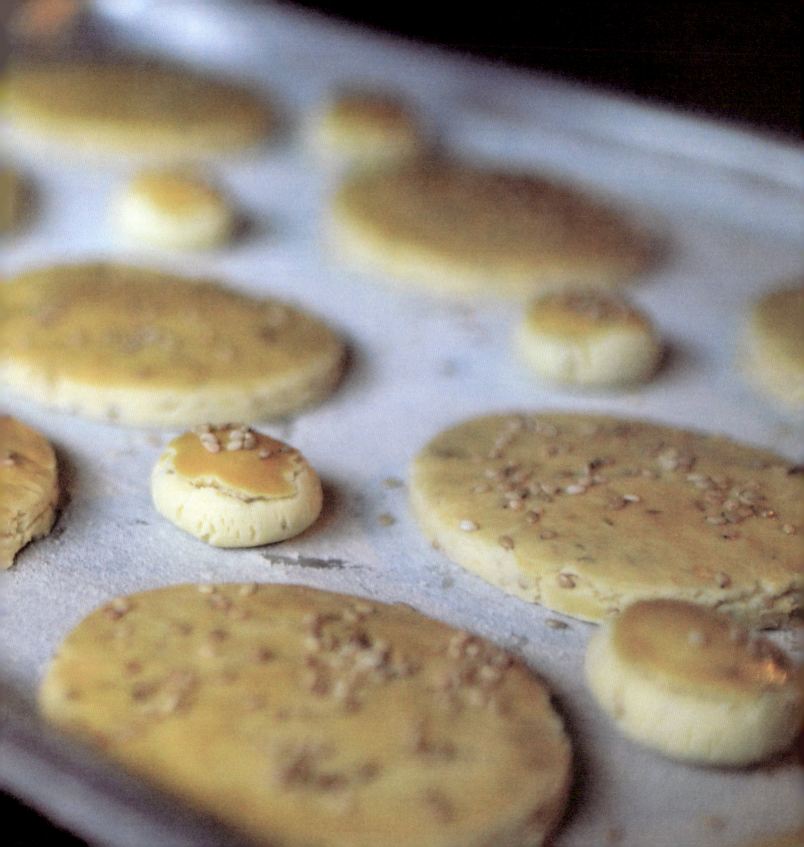

WAFFLE

2 xícaras de farinha de arroz

1½ xícara de leite

3 colheres (chá) de fermento em pó

2 colheres (sopa) de manteiga

2 gemas

2 claras em neve

1 pitada de sal

½ colher (café) de CMC

5 gotas de baunilha

DICA: *caso você não tenha máquina de waffle, use uma minifrigideira untada com óleo. Você pode servir com frutas de sua preferência e sorvete.*

OBS: *quando colocar na máquina de waffle, espere a massa cozinhar antes de fechar a parte superior.*

1 Em um liquidificador, misture todos os ingredientes, menos a clara de ovo. Bata por 2 minutos.

2 Bata as claras em neve e misture aos outros ingredientes delicadamente.

3 Deixe descansar por 5 minutos na geladeira.

4 Despeje a massa sobre a máquina de *waffle* e espere ficar pronta.

30 MIN

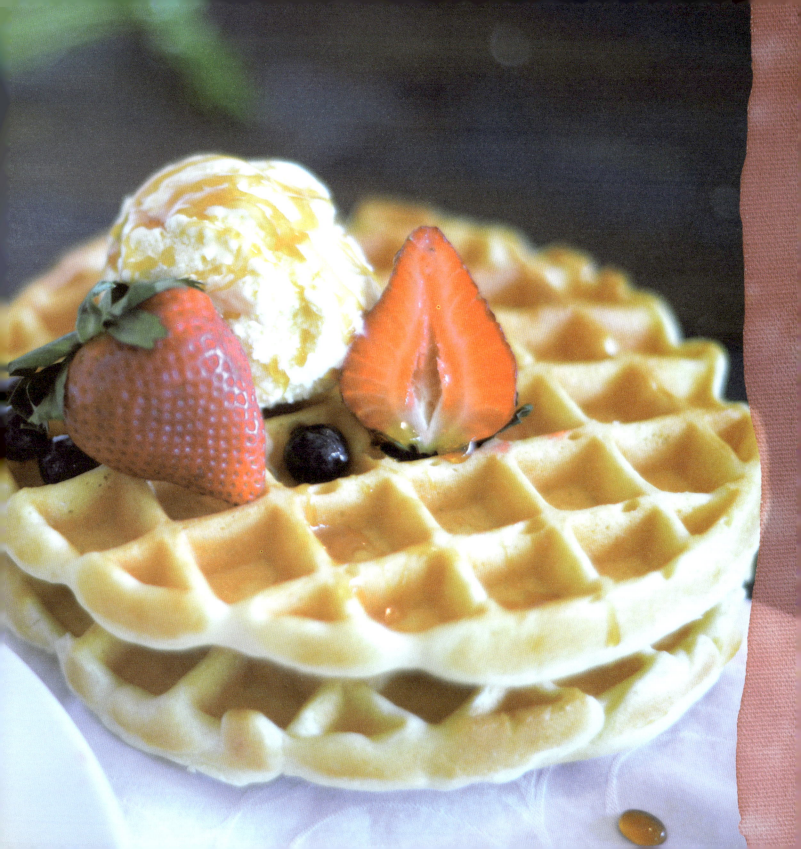

BOLO BASE

2 xícaras de farinha de arroz

2 xícaras de açúcar

4 gemas

4 claras em neve

170 ml de óleo

1 colher (sobremesa) cheia de manteiga

½ colher (café) de CMC

1 colher (sopa) de fermento em pó

200 ml de leite

DICA: *você pode substituir o leite pelo suco de laranja e pode saborizar a massa com a essência de sua preferência. Se quiser fazer um bolo mesclado, separe um pouquinho da massa e acrescente chocolate em pó.*

60 MIN

1 Preaqueça o forno a 200 °C (temperatura média).

2 Reserve o fermento, o CMC e as claras em neve. Bata o restante dos ingredientes no liquidificador, colocando a farinha de arroz aos poucos.

3 Ao final, junte o fermento, o CMC e as claras em neve, mexendo delicadamente.

4 Unte a forma com a manteiga e a farinha de arroz e asse por 40 minutos ou até que, espetando um palito, ele saia limpo.

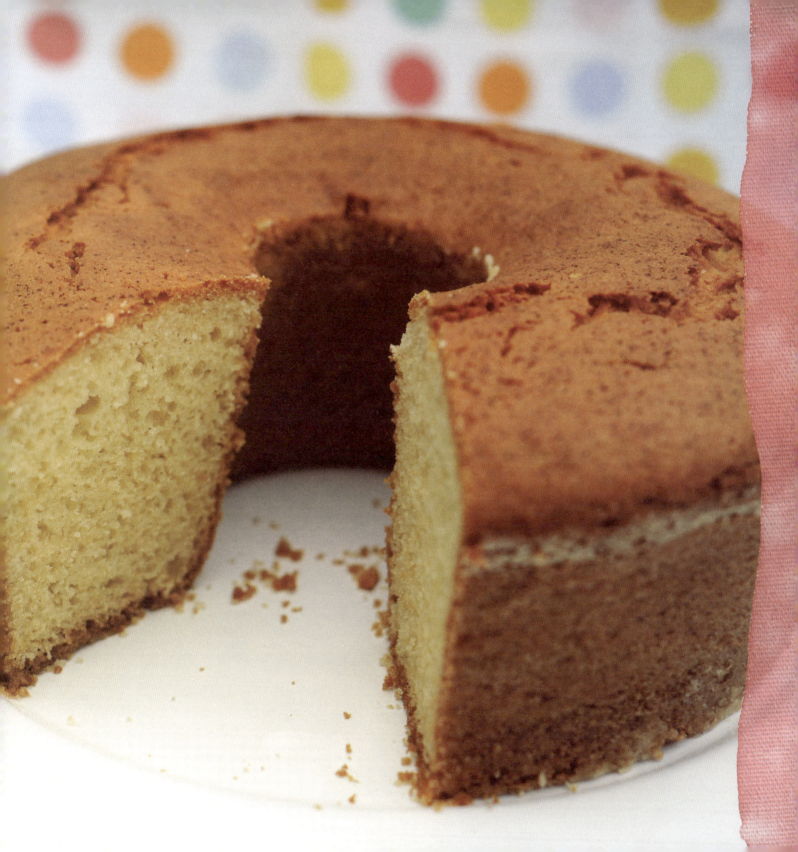

TORTA DE CHOCOLATE

Massa

2 xícaras de farinha de arroz

2 xícaras de açúcar

2 colheres (sopa) de chocolate em pó

4 gemas

4 claras em neve

170 ml de óleo

1 colher (sobremesa) de manteiga

½ colher (chá) de CMC

100 ml de leite

1 colher (sopa) de fermento em pó

1H10

1 Preaqueça o forno a 180 °C (temperatura média).

2 Unte uma assadeira redonda, com a manteiga e polvilhe com a farinha de arroz.

3 No liquidificador, bata as gemas, o óleo, o açúcar, a manteiga, o chocolate e o leite até obter uma mistura homogênea.

4 Adicione a farinha de arroz aos poucos, enquanto a massa continua batendo no liquidificador. Acrescente o CMC e bata mais um pouco.

5 Com o liquidificador desligado, misture o fermento em pó com uma espátula. Por último, acrescente as claras batidas em neve e transfira a massa para a forma untada. Leve ao forno preaquecido para assar por 40 minutos.

6 Deixe a torta na forma até amornar, para não rachar na hora de virar, mas não deixe esfriar completamente. Vire de uma só vez sobre o prato.

7 Corte ao meio para rechear.

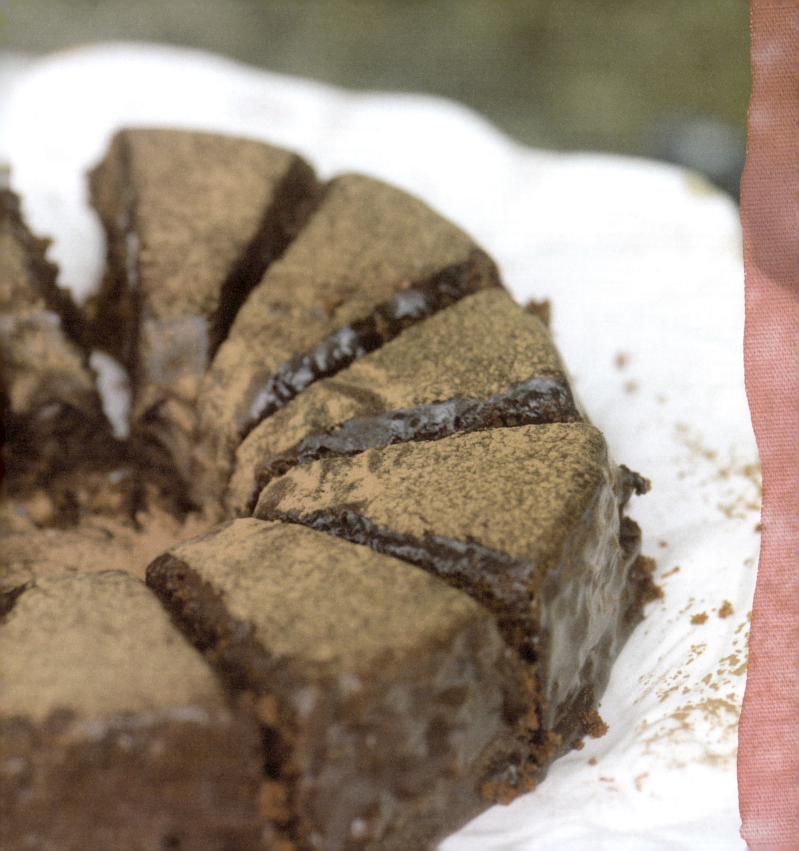

RECHEIO E COBERTURA DA TORTA DE CHOCOLATE

Recheio

75 g de chocolate ao leite em barra

1 lata de leite condensado

½ colher (sopa) de manteiga.

2 colheres (sopa) de chocolate em pó

1 Em uma panelinha, coloque todos os ingredientes.

2 Leve ao fogo baixíssimo, mexendo sempre.

3 Recheie com o bolo já frio.

Cobertura

1 lata de creme de leite sem soro

1 lata de açúcar (use a lata como medida)

1 lata de chocolate em pó (use a lata como medida)

1 Coloque os ingredientes em uma panela e deixe ferver até ficar em ponto de mingau.

2 Use uma espátula para espalhar a cobertura de maneira uniforme.

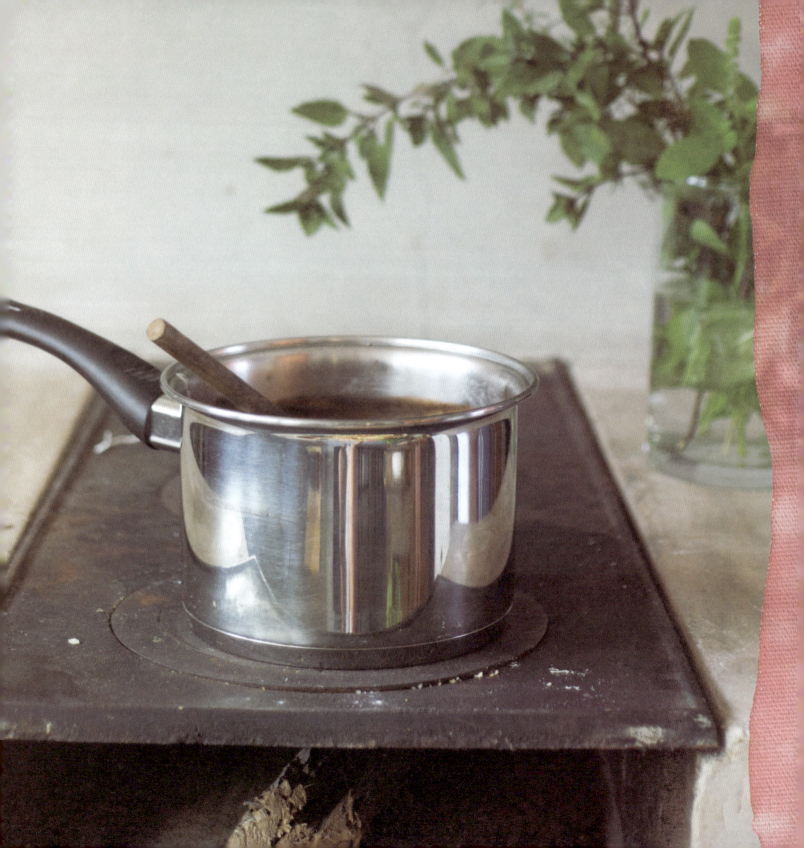

EU DIRIA QUE A COZINHA É O ÚTERO DA CASA: LUGAR ONDE

A VIDA CRESCE E O PRAZER ACONTECE, QUENTE...

TUDO PROVOCA O CORPO E SENTIDOS ADORMECIDOS ACORDAM.

RUBEM ALVES

BOLO DE FUBÁ

2 colheres (sopa) de queijo parmesão ralado

2 xícaras de fubá

1 xícara de farinha de arroz

3 gemas

3 claras em neve

2 xícaras de açúcar cristal

200 ml de leite de coco

1 cravo

1 colher (sopa) de manteiga

1 colher (sopa) de fermento em pó

1 colher (chá) de CMC

½ copo americano de leite (100 ml)

50 MIN

1 Preaqueça o forno a 180 °C (temperatura média).

2 Bata tudo no liquidificador, com exceção do fermento e das claras em neve. Desligue o liquidificador, adicione o fermento, as claras batidas em neve e, com uma espátula, misture.

3 Unte a forma com a manteiga e a farinha de arroz e asse por 40 minutos, ou até que, espetando um palito, ele saia limpo.

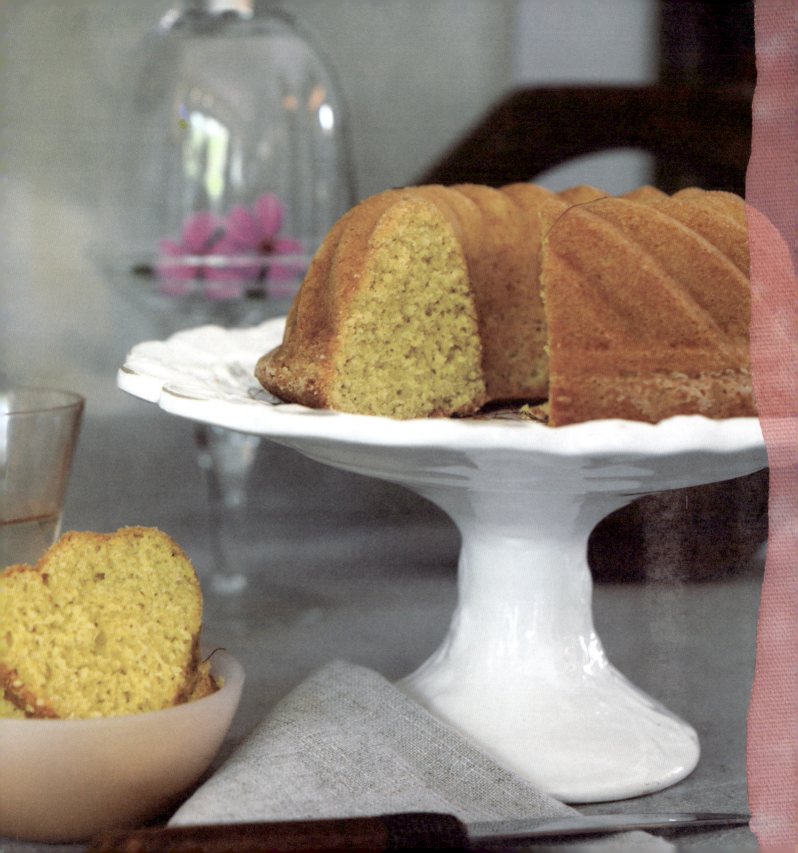

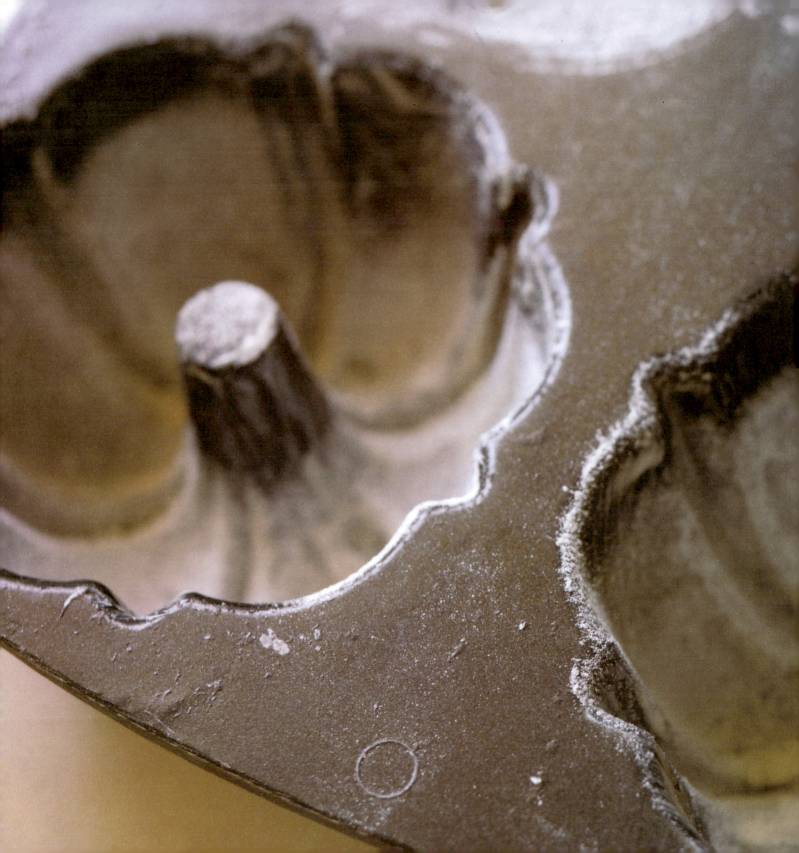

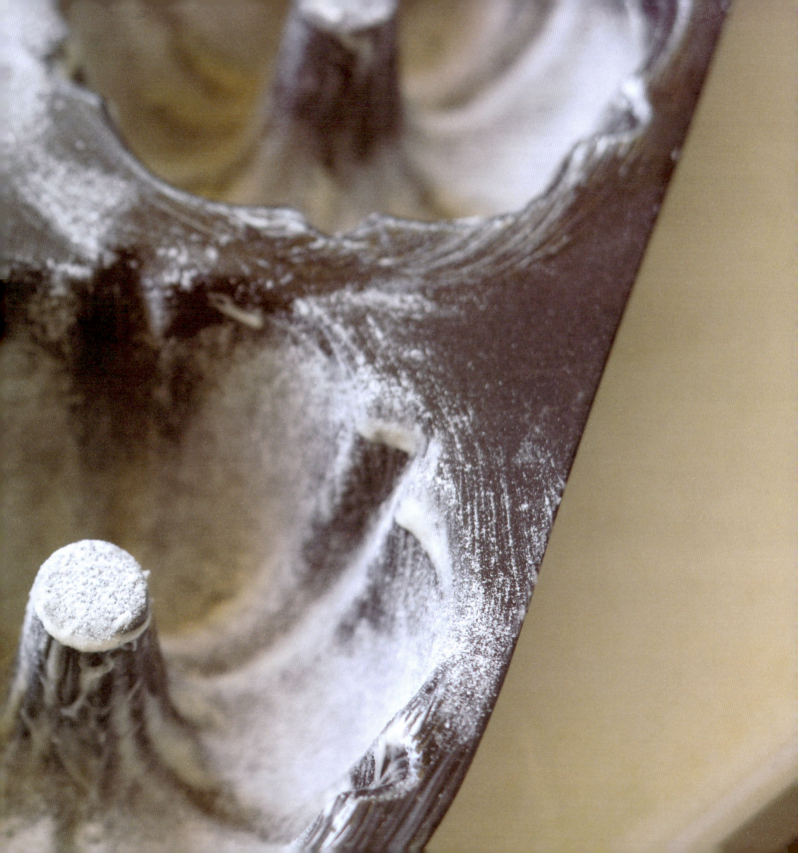

BOLO DE IOGURTE

5 gemas

5 claras em neve

1 copo de iogurte natural

1 copo de óleo

1 copo de creme de arroz

1 ½ xícara de farinha de arroz

2 copos de açúcar

1 colher (sopa) de fermento em pó

farinha de arroz e manteiga para untar

DICA: *para dar um toque especial, recheie o bolo com frutas secas picadas e ponha creme chantili na cobertura.*

OBS.: *usar o copo de iogurte como medida.*

60 MIN

1 Preaqueça o forno a 180 °C (temperatura média).

2 Unte uma assadeira redonda com a manteiga e polvilhe com a farinha de arroz.

3 No liquidificador, misture todos os ingredientes, com exceção do fermento em pó e das claras, até obter uma mistura homogênea.

4 Em uma tigela, despeje a massa e, com uma espátula, misture o fermento em pó e as claras batidas em neve.

5 Despeje a mistura na forma com furo no meio e leve ao forno para assar por 40 minutos, ou até que, espetando um palito, ele saia limpo. Deixe amornar, desenforme e sirva.

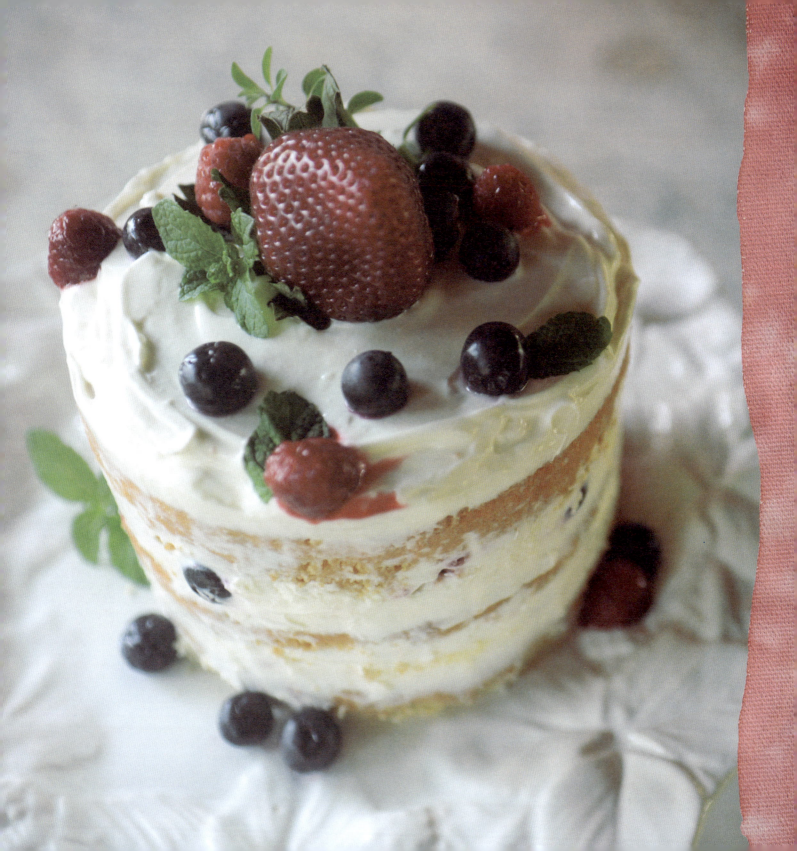

BOLO DE AIPIM

3 xícaras de açúcar

2 xícaras de farinha de arroz

3 gemas

3 claras em neve

100 g de coco ralado

400 g de aipim cru ralado

100 g de manteiga

50 ml de óleo

½ colher (chá) de CMC

1 vidro de leite de coco

1 colher (sopa) de fermento em pó

DICA: *se quiser um toque especial, caramelize a forma e salpique com o coco ralado. Coloque a massa por cima e ponha no forno para assar.*

1 Preaqueça o forno a 180 °C (temperatura média).

2 Unte, com a manteiga, uma forma de bolo com furo e polvilhe com farinha de arroz.

3 No liquidificador, misture o açúcar, as gemas, a manteiga, o óleo, o leite de coco e 50 g de coco ralado. Bata até formar um creme homogêneo.

4 Ainda batendo, adicione aos poucos o aipim e, depois, a farinha de arroz. Bata bastante.

5 Acrescente o CMC e bata por mais um pouco de tempo. Em seguida, vire a massa em uma tigela e, com uma espátula, misture delicadamente as claras batidas em neve e o fermento em pó.

6 Coloque a massa na forma já untada e salpique o restante do coco ralado. Leve ao forno para assar por 40 minutos.

60 MIN

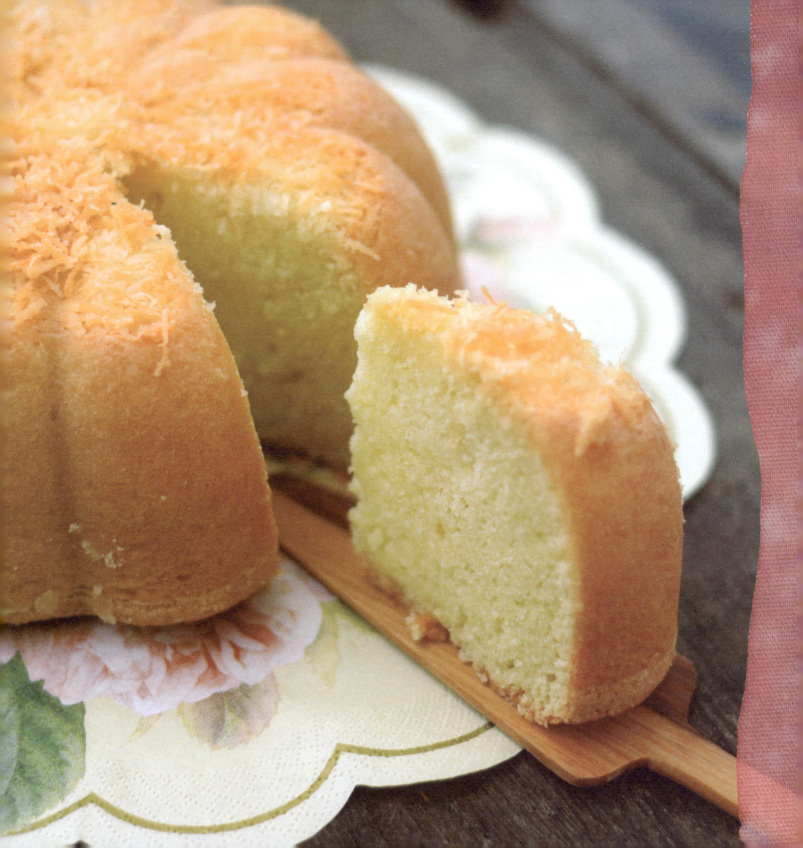

EU PRESENTE.
COM VONTADE DE COMER O BOLO TODO.

ERA SÓ OLHOS E BOCA E DESEJO

DAQUELE BOLO INTEIRO.

CORA CORALINA

BOLO DE SANTIAGO

2 ovos inteiros grandes

2 gemas

2 claras em neve

170 g de açúcar granulado

250 g de farinha de amêndoa

1 pitada de canela

raspas de ½ limão

açúcar de confeiteiro

manteiga e farinha de arroz para untar

1H05

1 Preaqueça o forno a 180 °C (temperatura média).

2 Unte, com a manteiga, uma forma retangular e polvilhe com farinha de arroz.

3 Na batedeira, bata 2 ovos inteiros, 2 gemas e o açúcar por 5 minutos.

4 Em uma tigela, misture a farinha de amêndoa, a canela e a raspas de limão.

5 Utilizando uma espátula, junte a farinha aos ovos batidos com açúcar. Depois, junte essa mistura às claras batidas em neve na tigela.

6 Na forma (1 L) untada, despeje a massa e leve ao forno por 30 minutos. Para verificar o ponto, espete um palito no bolo: se sair sujo de massa, deixe assar mais um pouco. Depois de pronto, retire o bolo do forno e deixe esfriar por 10 minutos.

7 Em um prato grande, desenforme o bolo e espalhe o açúcar de confeiteiro com uma colher.

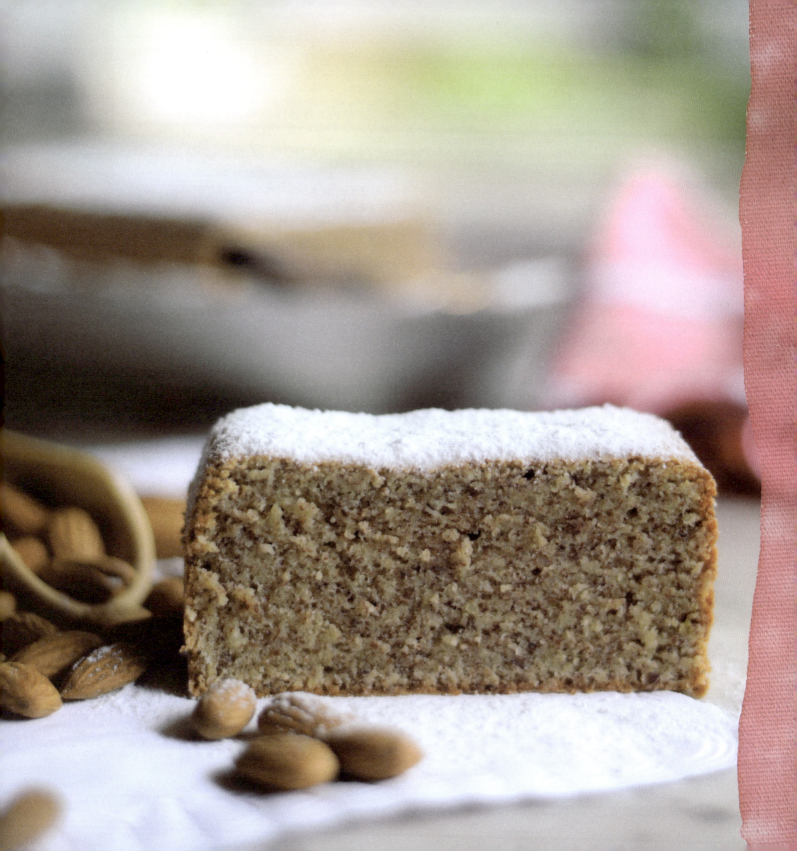

BOLO DE LARANJA

300 g de farinha de arroz

300 g de açúcar

4 gemas

4 claras em neve

1 colher (chá) de CMC

80 ml de óleo

1 colher (sobremesa) de manteiga

1 colher (sopa) de fécula de batata

1 xícara de suco de laranja seleta

1 colher (chá) de raspa de laranja

1 colher (sopa) de fermento em pó

DICA: *que tal uma cobertura bem docinha?*

Ingredientes:
2 xícaras de açúcar de confeiteiro
4 colheres (sopa) de leite
1 colher (sopa) de manteiga

Numa panela pequena, cozinhe todos os ingredientes até ferver. Coloque sobre o bolo ainda quente, hummm...

1 Preaqueça o forno a 180 °C (temperatura média)

2 Unte uma assadeira redonda com a manteiga e polvilhe com a farinha de arroz.

3 No liquidificador, bata todos os ingredientes, com exceção do fermento em pó e das claras em neve, até obter uma mistura homogênea.

4 Adicione o fermento em pó e misture a massa com uma espátula. Por último, acrescente as claras batidas em neve.

5 Transfira a massa para a forma untada e leve ao forno por 50 minutos.

60 MIN

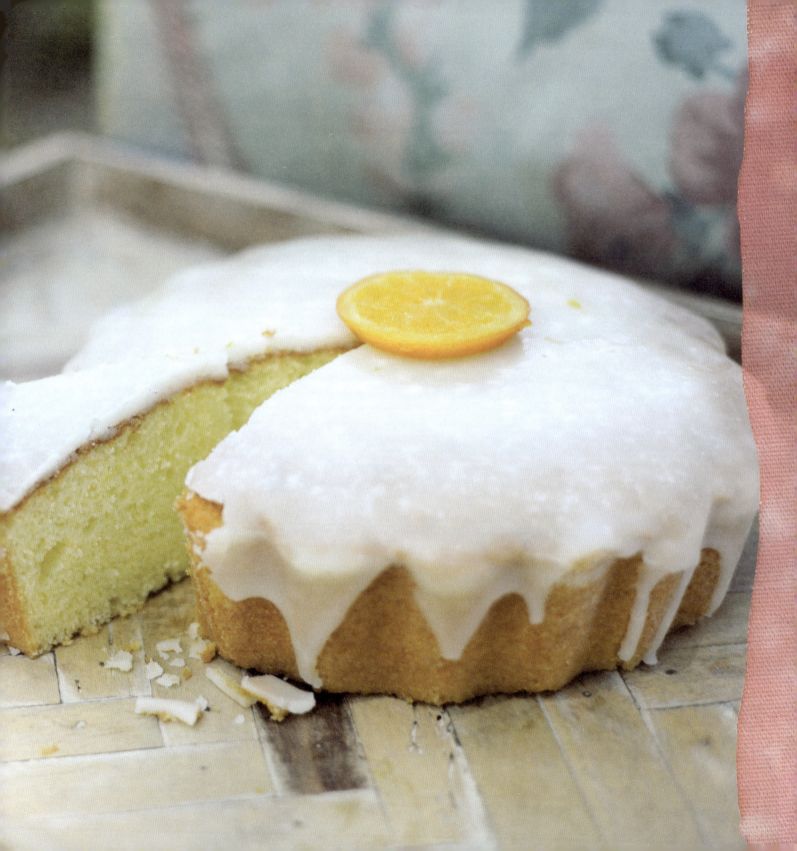

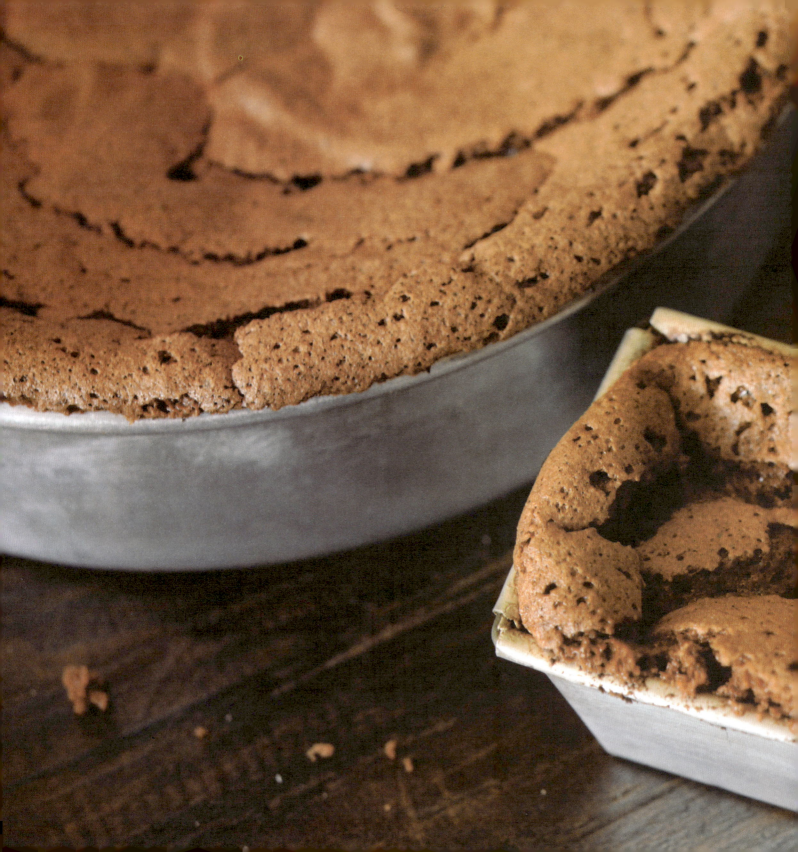

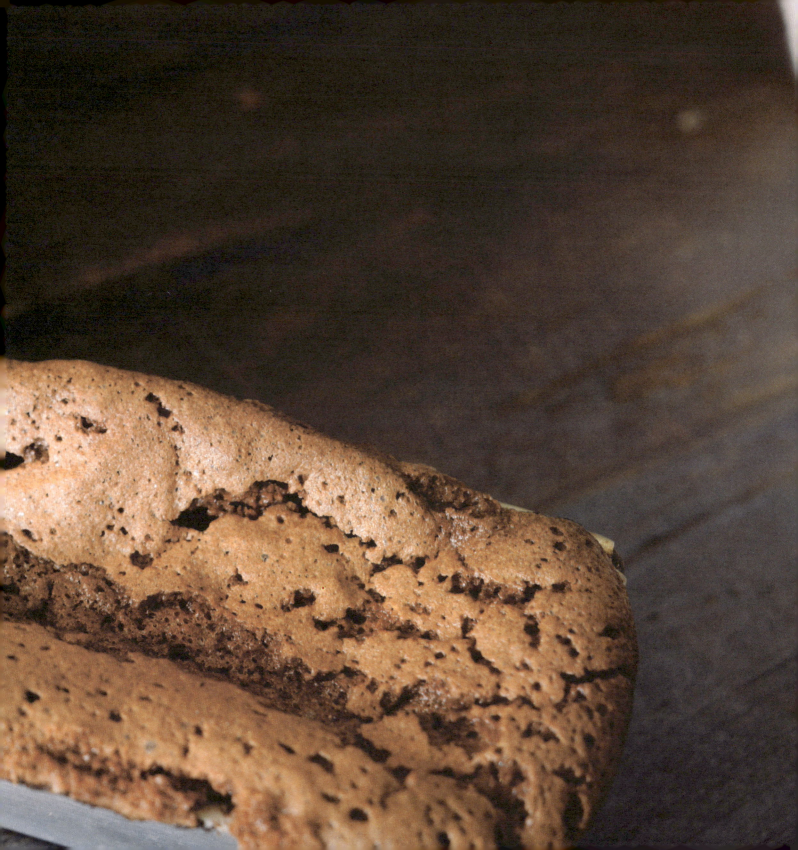

BOLO DE MAÇÃ COM GENGIBRE

4 gemas

4 claras em neve

2 xícaras de farinha de arroz

1 colher (sopa) de polvilho doce

2 xícaras de açúcar

2 colheres (sopa) de manteiga

1 colher (chá) de gengibre ralado

1 colher (chá) de CMC

2 maçãs vermelhas grandes descascadas e cortadas em tiras

1 maçã picada

1 colher (sopa) de fermento em pó

50 MIN

1 Preaqueça o forno a 180 °C (temperatura média).

2 Unte, com a manteiga, uma forma de bolo com furo e polvilhe com a farinha de arroz.

3 No liquidificador, misture o açúcar, as gemas e a manteiga. Bata até formar uma massa homogênea.

4 Com o liquidificador ainda ligado, vá acrescentando a farinha de arroz, o polvilho doce, a maçã picada e o gengibre. Bata por mais 5 minutos. Em seguida, adicione o CMC e bata um pouco mais.

5 Adicione as claras batidas em neve e o fermento em pó. Com uma espátula, misture delicadamente.

6 Coloque a massa na forma já untada, acrescente a maçã em tiras por cima e salpique com o açúcar e a canela. Leve ao forno para assar por 40 minutos, ou até que, espetando um palito, ele saia limpo.

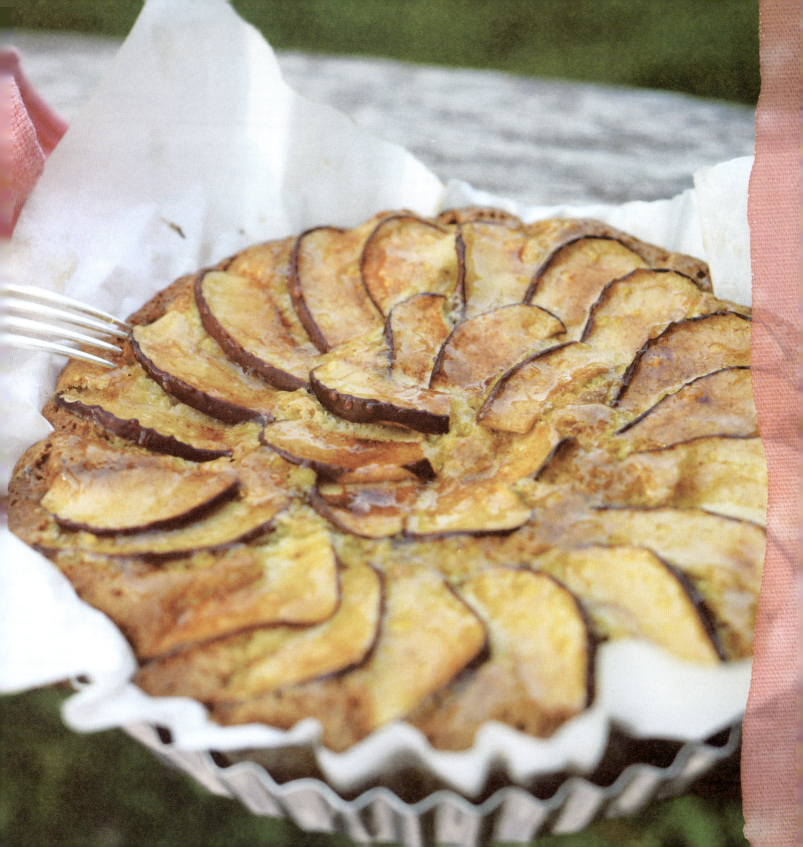

DE FATO, ANTES DE SER COMIDA COM A BOCA, A COMIDA COMEÇA POR SER COMIDA COM OS OLHOS. CADA PRATO É UMA PINTURA, UMA ESCULTURA, UMA OBRA DE ARTE, UM POEMA. OS MEUS OLHOS ME FAZEM SONHAR COISAS AUSENTES: SINTO CHEIROS E SABORES. O MEU CORPO SE EXCITA, NA SIMPLES IMAGINAÇÃO DA COMIDA. EU JÁ DISSE QUE O CORPO É O ÚNICO LUGAR MÁGICO DO UNIVERSO. AS FOTOGRAFIAS SUGEREM. AS RECEITAS REVELAM AS FÓRMULAS DOS PRAZERES QUE AS COZINHEIRAS INVENTARAM.

RUBEM ALVES

ROCAMBOLE DELICIOSO

Massa

6 gemas

6 claras em neve

6 colheres (sopa) rasas de açúcar

6 colheres (sopa) rasas de farinha de arroz

1 colher (sopa) de polvilho doce

3 colheres (sopa) de água

½ colher (sobremesa) de CMC

manteiga para untar

DICA: você pode escolher o recheio de sua preferência (goiabada em pasta, chocolate ou doce de leite)

Sugestão para recheio de doce de leite:

1 lata de leite condensado
açúcar de confeiteiro

1 Cozinhe a lata de leite condensado numa panela de pressão por, aproximadamente, 50 minutos.
2 Tire a massa do forno e coloque sobre um pano molhado.
3 Espalhe o leite condensado (agora doce de leite) sobre a massa.
4 Enrole a massa com o doce de leite e polvilhe com o açúcar.

1 Preaqueça o forno a 180 °C (temperatura média).

2 Unte um tabuleiro com a manteiga e polvilhe com a farinha de arroz.

3 Em uma tigela, bata as claras em neve. Quando estiverem com aparência de nuvem, sem parar de mexer, adicione as gemas, depois o açúcar, a farinha de arroz, o polvilho, a água e, por último, o CMC.

4 Passe a massa para duas formas de, aproximadamente, 30 cm X 40 cm, e leve ao forno por 40 minutos.

Obs.: rende dois rocamboles.

55 MIN

132

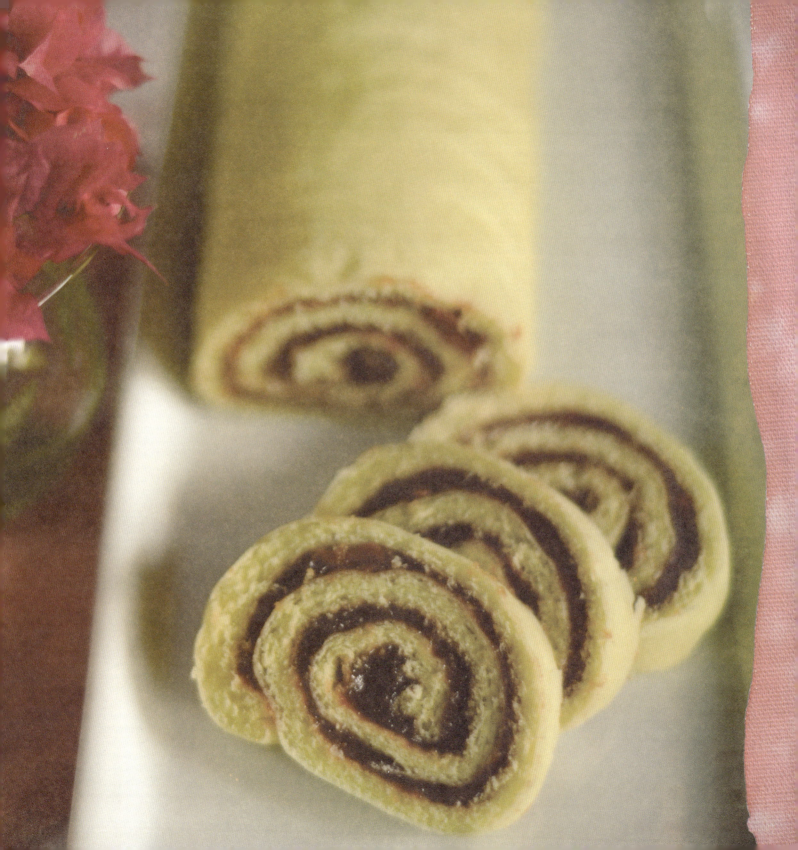

BOLO DE BANANA

1 xícara de fécula de batata

4 bananas bem maduras (prata ou d'água)

170 ml de óleo

2 xícaras de açúcar cristal

4 gemas

4 claras em neve

2 xícaras de farinha de arroz

1 colher (sobremesa) de manteiga

1 colher (chá) de CMC

1 colher de sopa de fermento em pó

DICA: *se preferir assar como muffins, coloque a massa nas forminhas próprias e salpique com o açúcar e a canela.*

60 MIN

1 Coloque todos os ingredientes no liquidificador, com exceção do fermento em pó e das claras em neve. Bata até a massa abrir bolhas de ar.

2 Misture a massa com o fermento em pó e as claras em neve com uma espátula, até encorpar.

3 Coloque em uma forma de 1½ L e cubra com as bananas cortadas em fatias finas, o açúcar e a canela. Leve ao forno por 40 minutos.

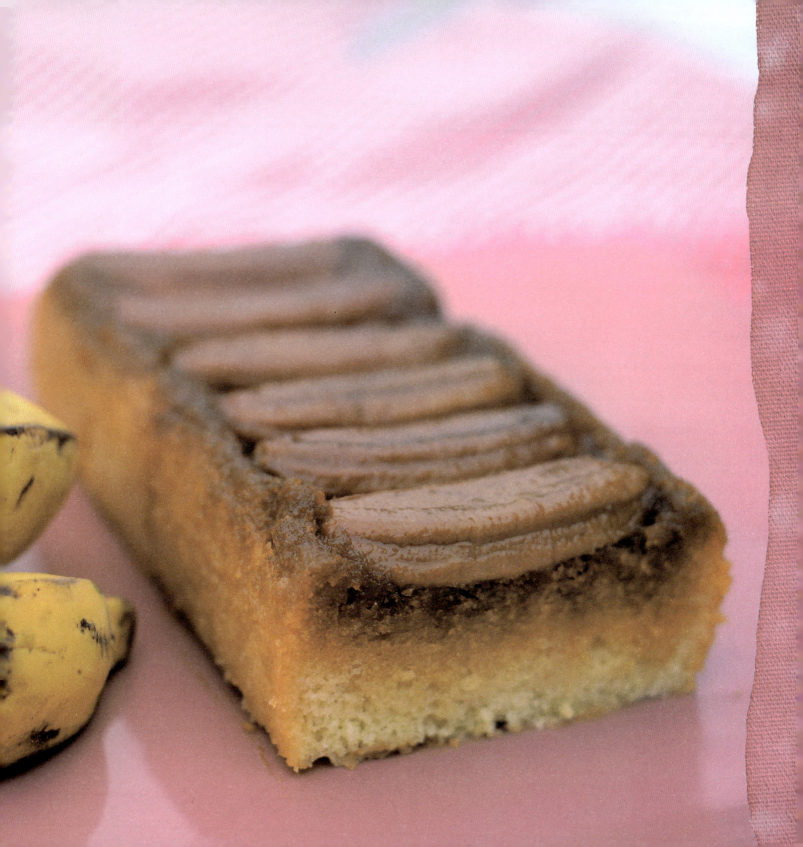

BOLO DE CENOURA

Massa

1 colher (sopa) de maisena

1 colher (sopa) de manteiga

4 gemas

4 claras em neve

70 ml de óleo

300 g de açúcar

2 cenouras grandes picadas

2 xícaras de farinha de arroz

1 colher (chá) de baunilha

½ colher (chá) de CMC

1 colher (sopa) de fermento em pó

60 MIN

1 Preaqueça o forno a 180 °C (temperatura média).

2 Unte, com a manteiga, uma forma de bolo com furo e polvilhe com a farinha de arroz.

3 Com uma faca, descasque e corte a cenoura em pedaços.

4 No liquidificador, misture todos os ingredientes, com exceção do fermento em pó e das claras em neve. Bata até obter um creme liso e em bolhas.

5 Em uma tigela grande, coloque o creme batido. Com uma espátula, adicione, aos poucos, o fermento em pó e, depois, as claras batidas em neve.

6 Na forma untada, despeje a massa e leve ao forno por 40 minutos. Para verificar o ponto do bolo, espete um palito na massa: se sair limpo, o bolo está pronto. Retire o bolo do forno e deixe amornar antes de virar. Cubra com uma calda de chocolate.

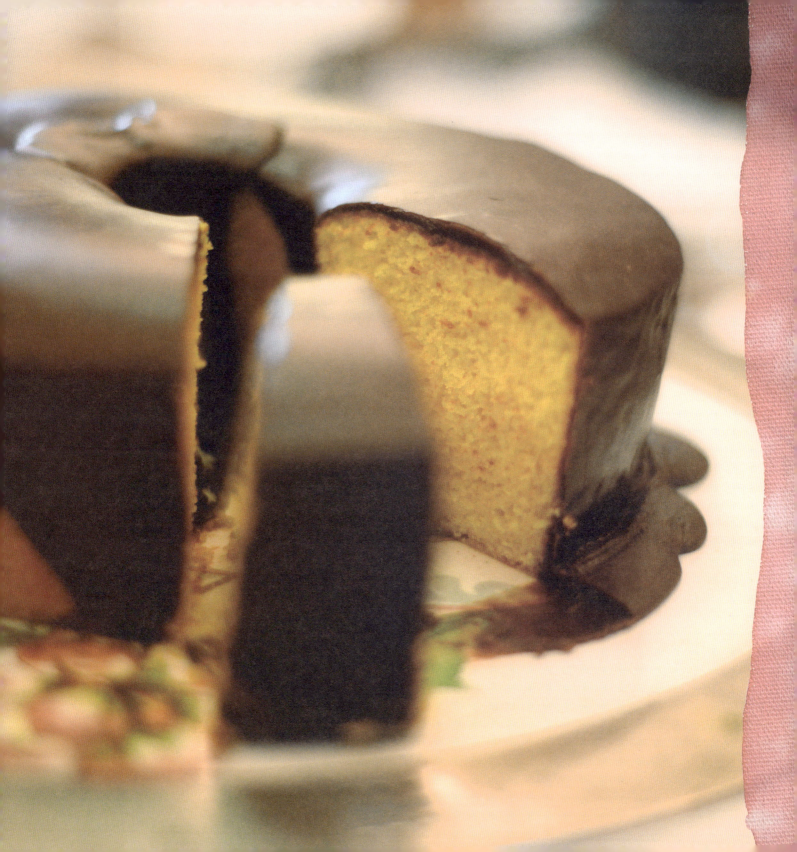

COBERTURA DO BOLO DE CENOURA

Cobertura

2 xícaras de açúcar de confeiteiro

4 colheres (sopa) de leite

1 colher (sopa) de manteiga

2 colheres (sopa) de chocolate em pó

1 Coloque todos os ingredientes em uma panela e leve ao fogo baixíssimo.

2 Deixe cozinhar.

3 Despeje sobre o bolo ainda quente.

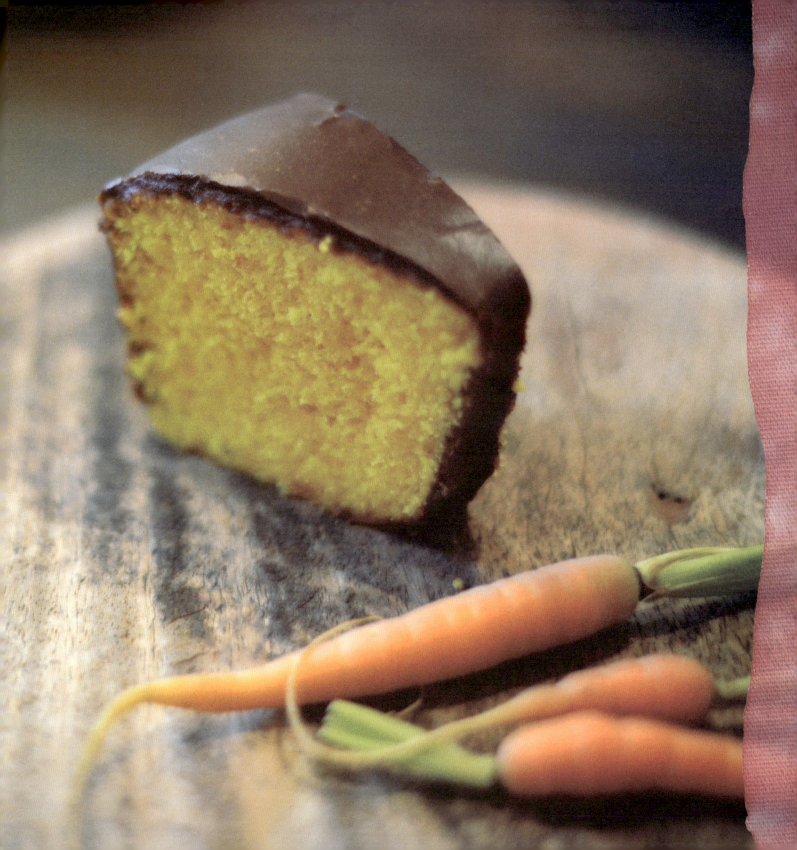

EXPLICAR O GOSTO, ENUNCIAR O CHEIRO; PARA ESSAS COISAS, A CIÊNCIA DE NADA VALE; É PRECISO SAPIÊNCIA, CIÊNCIA SABOROSA, PARA SE CAMINHAR NA COZINHA, ESTE LUGAR DE SABER-SABOR.

RUBEM ALVES

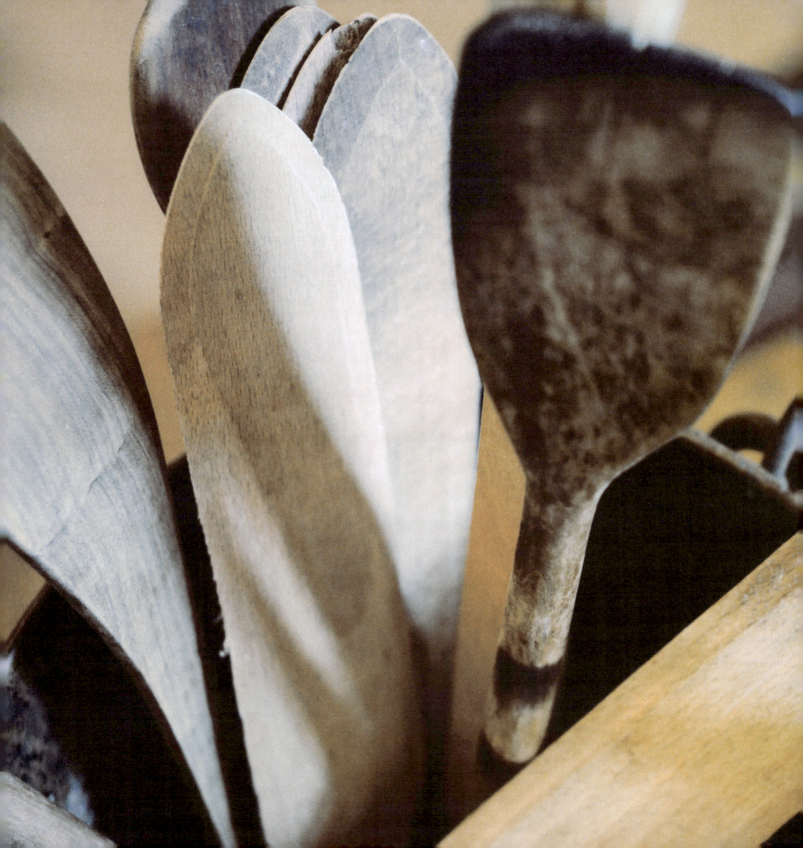

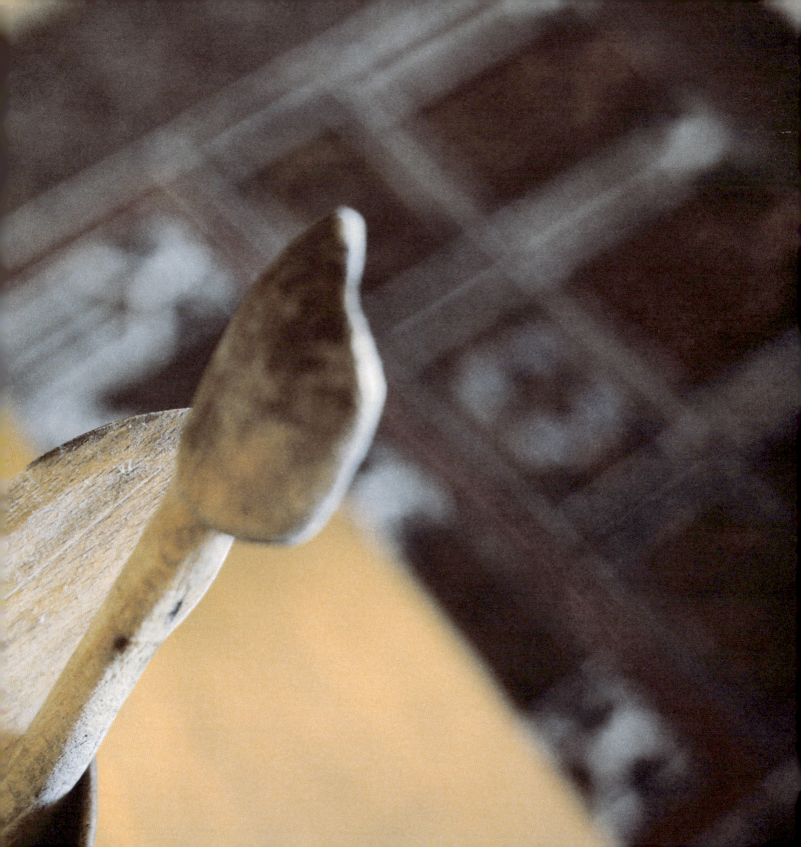

TORTA DE ABACAXI

Massa

4 gemas

4 claras em neve

2 xícaras de açúcar

2½ xícaras de farinha de arroz

2 colheres (sopa) de manteiga

1 colher (sopa) de maisena

1 colher (sopa) de fermento em pó

50 ml de leite

1 colher (chá) de CMC

60 MIN

É só virar a página que você vai encontrar a receita da cobertura!

1 Preaqueça o forno a 180° C (temperatura média).

2 Unte uma assadeira redonda com a manteiga e polvilhe com a farinha de arroz.

3 No liquidificador, bata todos os ingredientes, com exceção do fermento em pó e das claras, até obter uma mistura homogênea.

4 Com o liquidificador desligado, misture o fermento em pó com uma espátula. Por último, acrescente as claras batidas em neve.

5 Transfira a massa para a forma pequena, untada, e leve ao forno, preaquecido, por 40 minutos.

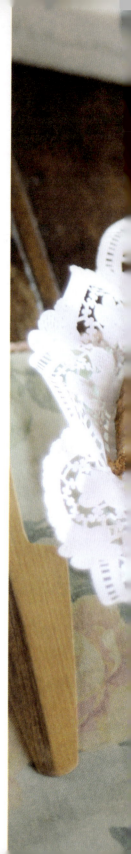

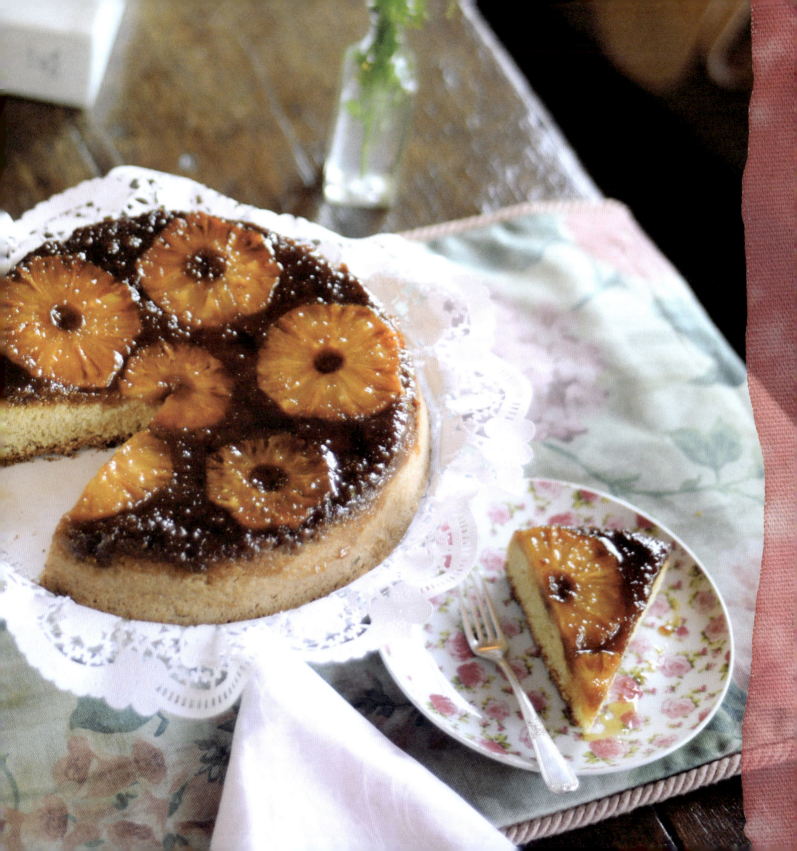

COBERTURA DA TORTA DE ABACAXI

Cobertura

Para um toque especial, caramelize a forma e forre com rodelas de abacaxi. Coloque a massa por cima e ponha no forno para assar.

Sugestão para recheio

1 lata de leite condensado

1 lata de leite (use a lata do leite condensado como medida)

2 gemas

3 gotas de baunilha

½ abacaxi cortado em cubinhos

1 colher (sobremesa) de maisena

1 Em uma panela, coloque as gemas, o leite condensado, o leite, a maisena e a baunilha. Leve ao fogo baixo e mexa sempre até ferver e virar um creme.

2 Deixe esfriar, recheie o bolo e espalhe os pedacinhos de abacaxi.

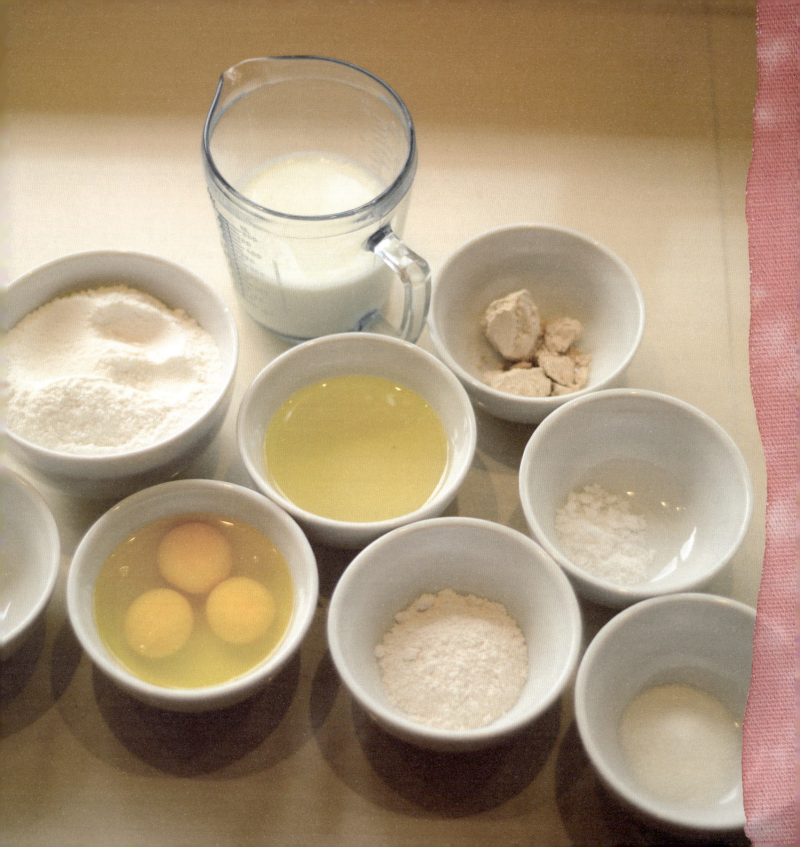

BOM-BOCADO DE BATATA-DOCE

6 gemas

6 claras em neve

1 xícara de manteiga

3 xícaras de batata-doce cozida e passada no espremedor

2 cravos

1 xícara de farinha de arroz

1 xícara de maisena

1 colher (sopa) de fermento em pó

1 vidro de leite de coco

2½ xícaras de açúcar

1 colher (chá) de CMC

60 MIN

1 Preaqueça o forno a 180 °C (temperatura média)

2 Unte, com a manteiga, uma forma de bolo com furo e polvilhe com a farinha de arroz.

3 No liquidificador, misture o açúcar, as gemas e a manteiga. Bata até formar uma massa homogênea.

4 Com o liquidificador ainda ligado, vá acrescentando o leite de coco, a batata amassada e o cravo. Bata por mais 5 minutos. Em seguida, adicione a farinha de arroz, a maisena e o CMC.

5 Com o liquidificador desligado e com uma espátula, misture delicadamente as claras batidas em neve e o fermento em pó.

6 Coloque a massa na forma já untada e leve ao forno para assar por 40 minutos.

7 Após desenformar, salpique açúcar de confeiteiro peneirado.

Obs: se preferir, você pode adicionar 50 g de coco ralado à massa.

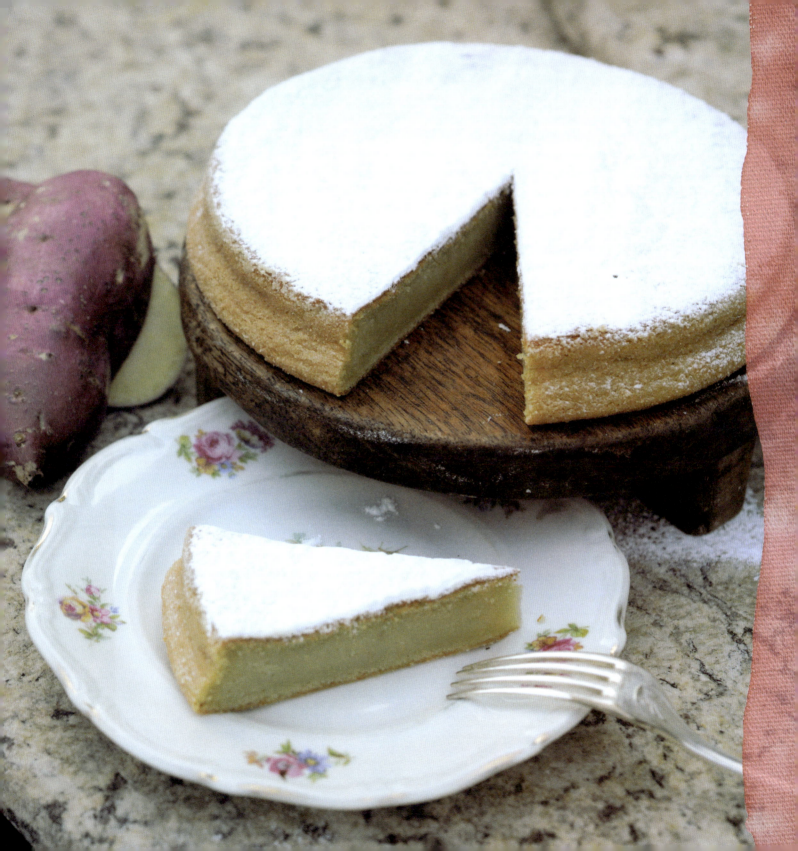

BOLO ROMEU E JULIETA

4 gemas

4 claras em neve

2 xícaras de açúcar

2 xícaras de farinha de arroz

2 colheres (sopa) de manteiga

100 ml de leite

cubinhos de queijo minas passados na farinha de arroz

cubinhos de goiabada passados na farinha de arroz

1 colher (chá) de CMC

1 colher (sopa) de fermento em pó

DICA: *este bolo quentinho com sorvete e calda de goiabada quente fica uma delícia!*

60 MIN

1 Preaqueça o forno a 180 °C (temperatura média)

2 Unte, com a manteiga, uma forma de bolo com furo (1½ L) e polvilhe com a farinha de arroz.

3 Bata no liquidificador as 4 gemas, o açúcar, a farinha de arroz, a manteiga, o leite e o CMC, até formar uma massa homogênea.

4 Com uma espátula, misture o fermento em pó e as claras batidas em neve.

5 Despeje a mistura na forma com furo e, com as mãos, distribua os cubinhos de queijo e goiabada na superfície. Leve ao forno preaquecido para assar por 40 minutos, ou até que, espetando um palito, ele saia limpo.

6 Deixe amornar, desenforme e sirva.

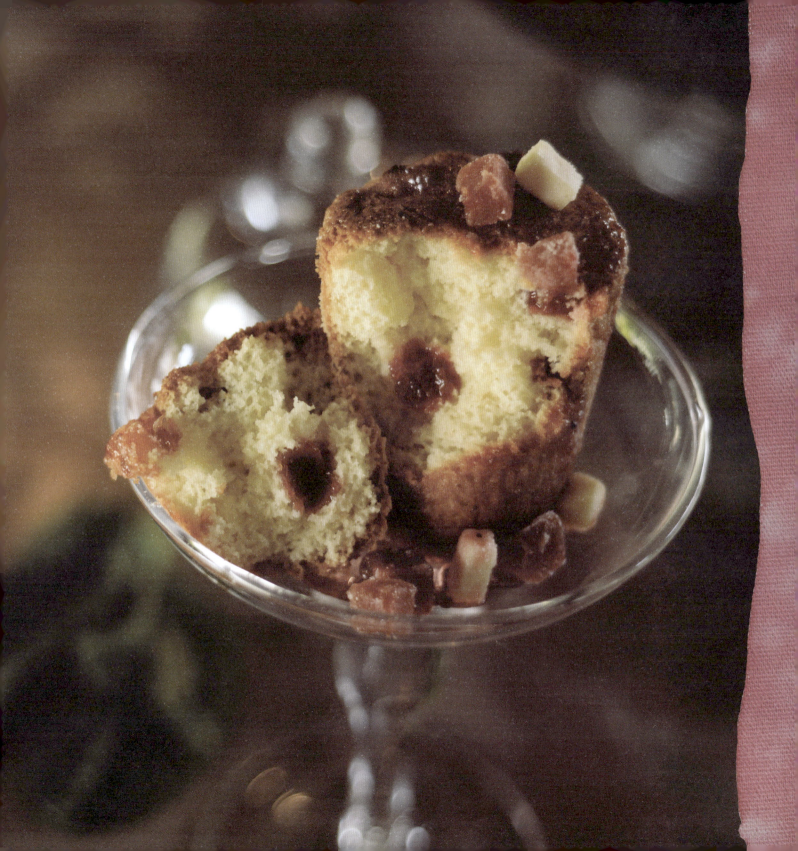

IMITAR OS QUE PREPARAM AS COISAS BOAS

E ENSINAM OS SABORES...

RUBEM ALVES

GALERIA DE FOTOS

Melhor do que a criatura,
fez o criador a criação.
A criatura é limitada.
O tempo, o espaço,
normas e costumes. Erros e acertos.
A criação é ilimitada.
Excede o tempo e o meio.
Projeta-se no Cosmos.

Cora Coralina

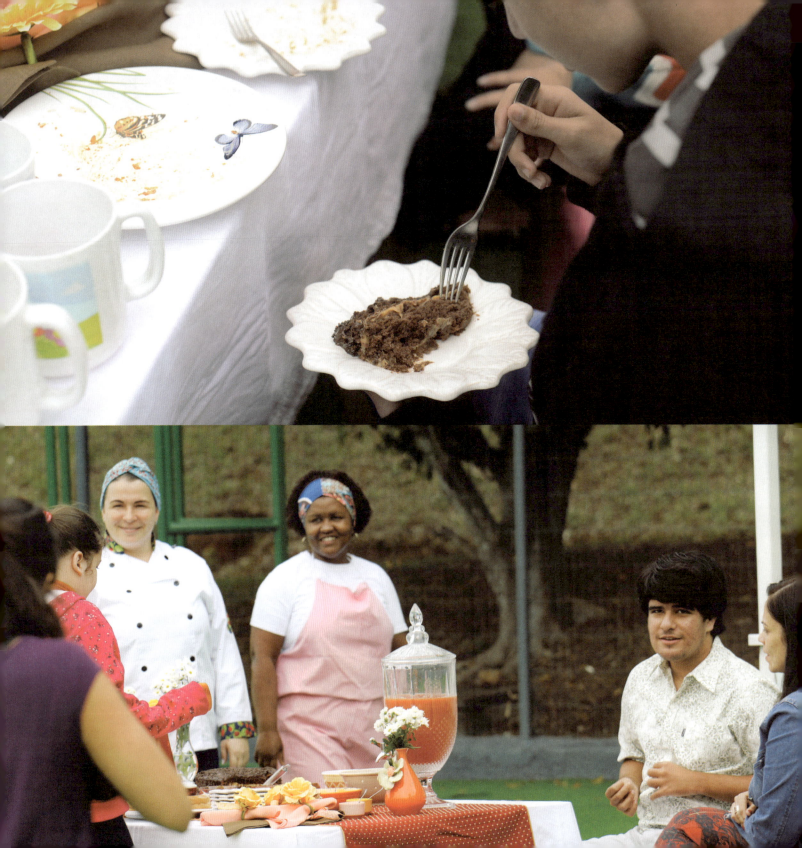

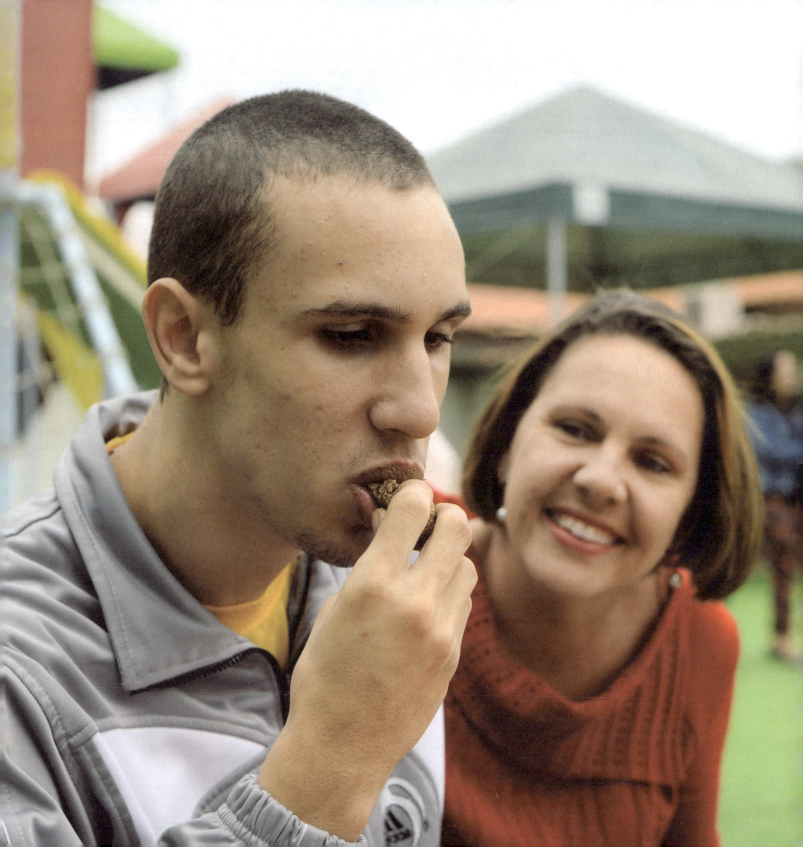

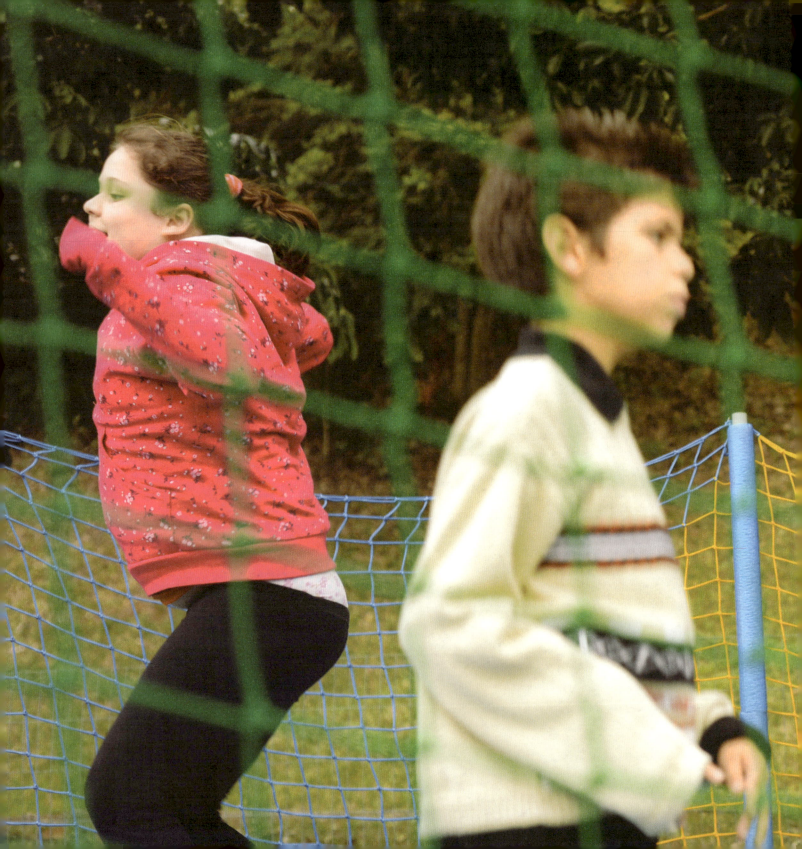

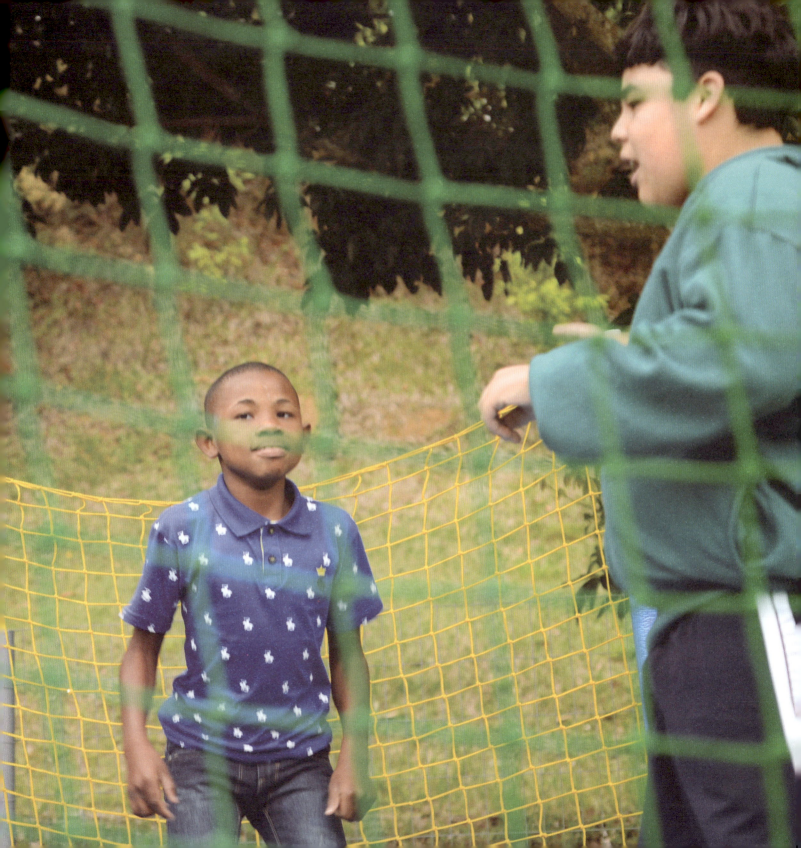

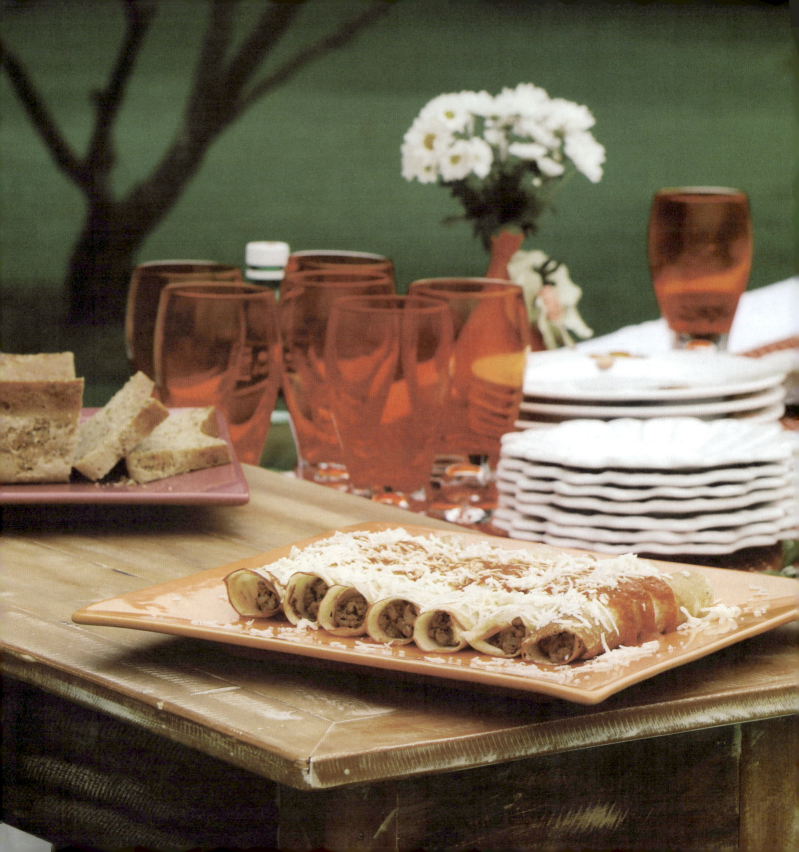

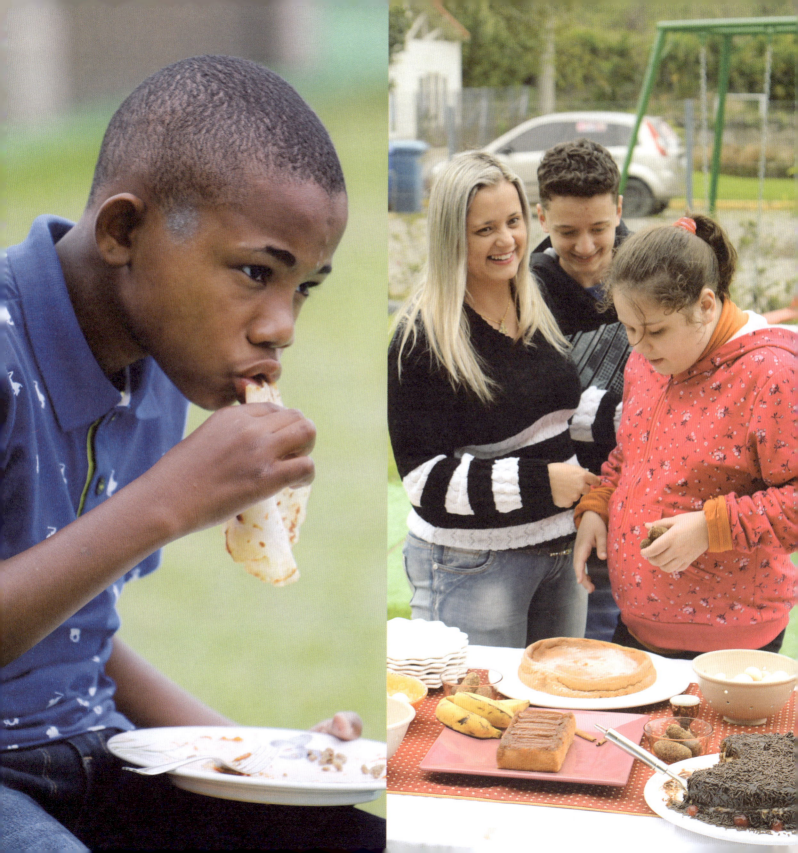

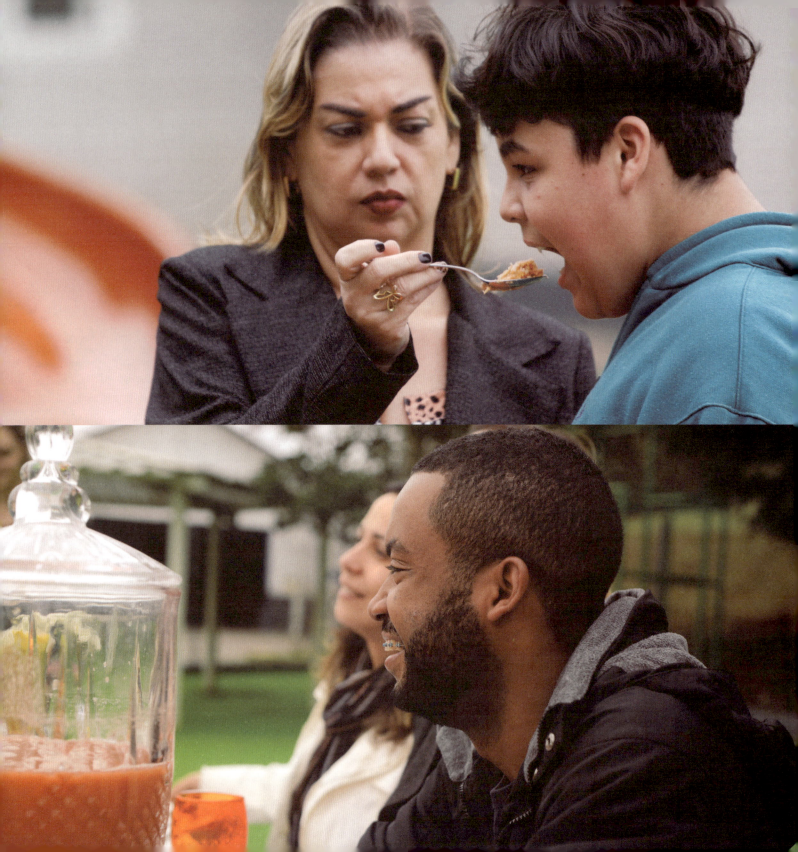

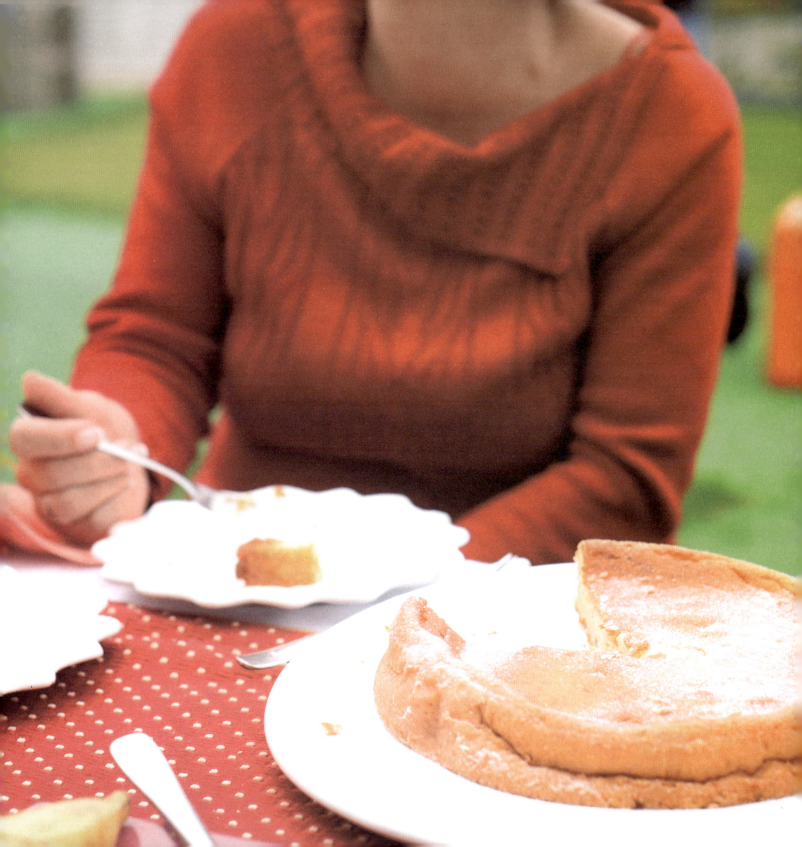

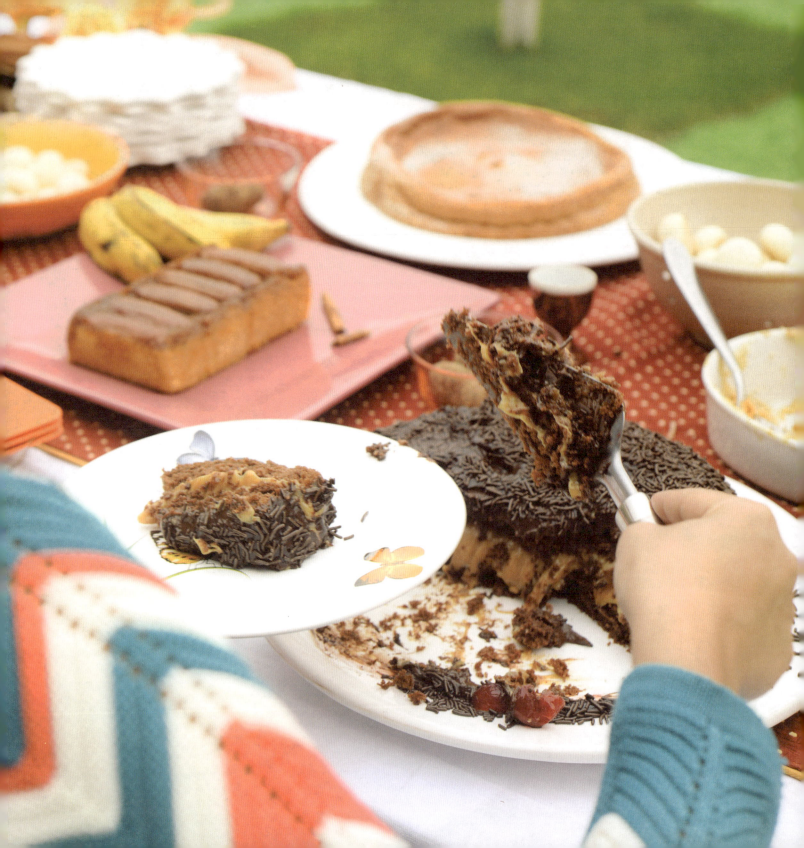

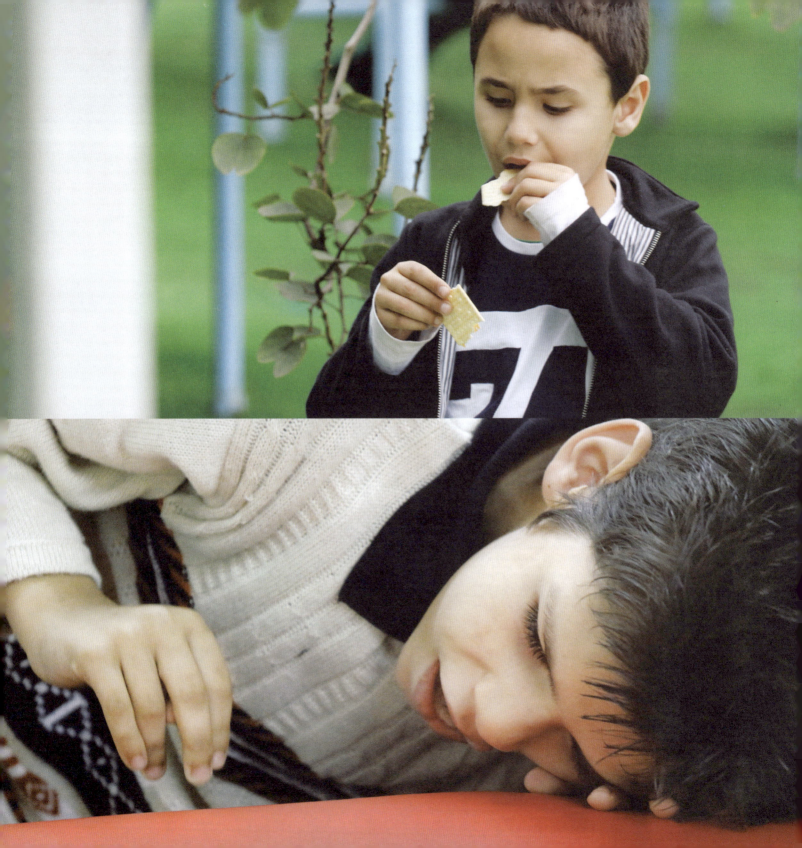

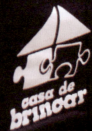

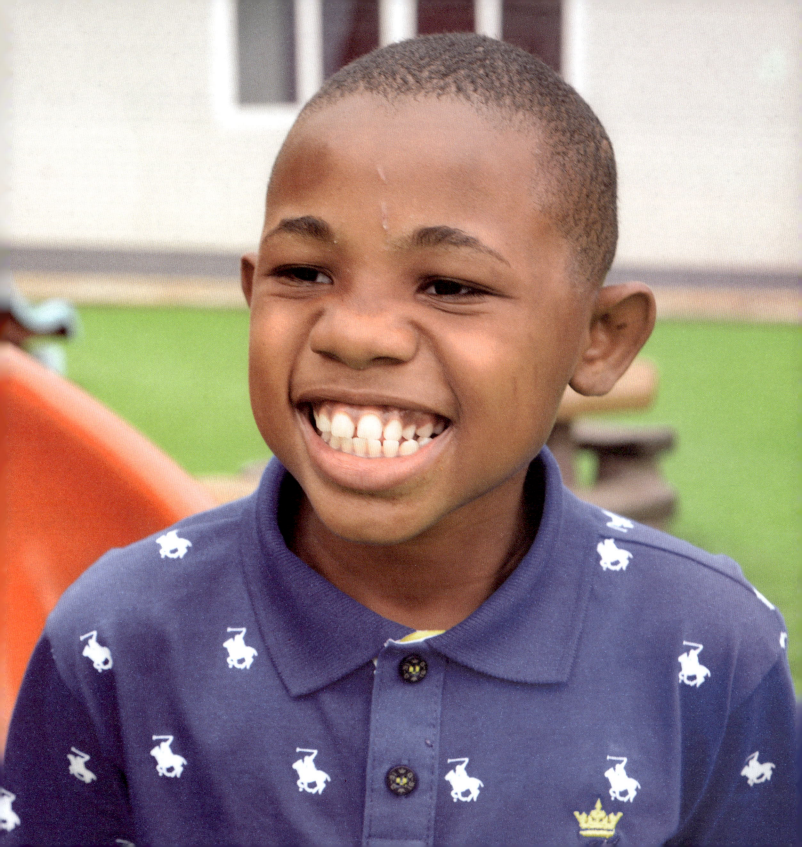

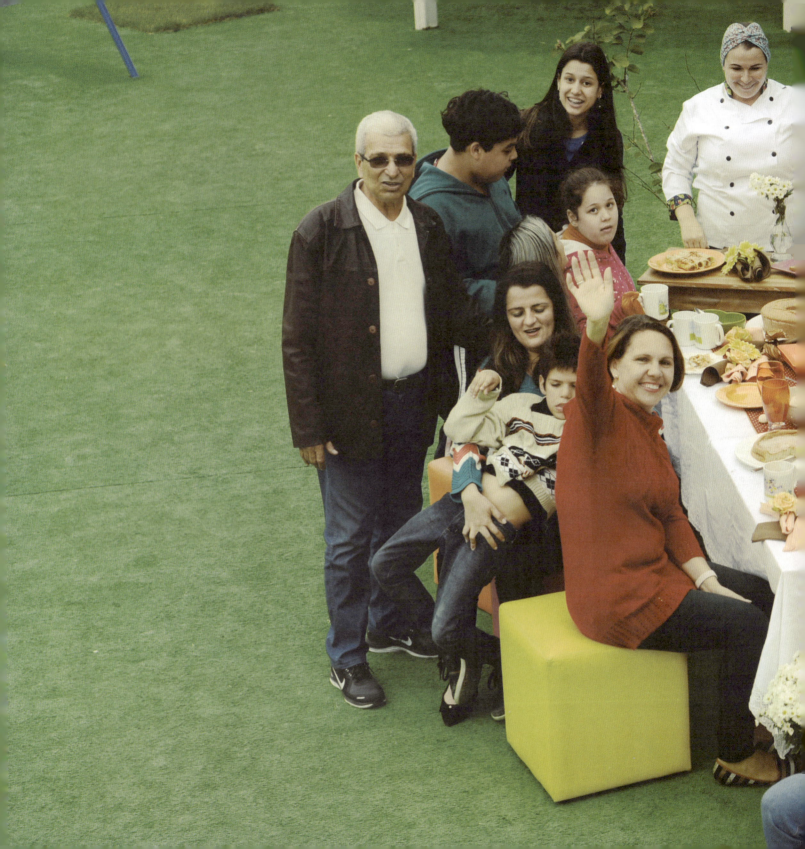

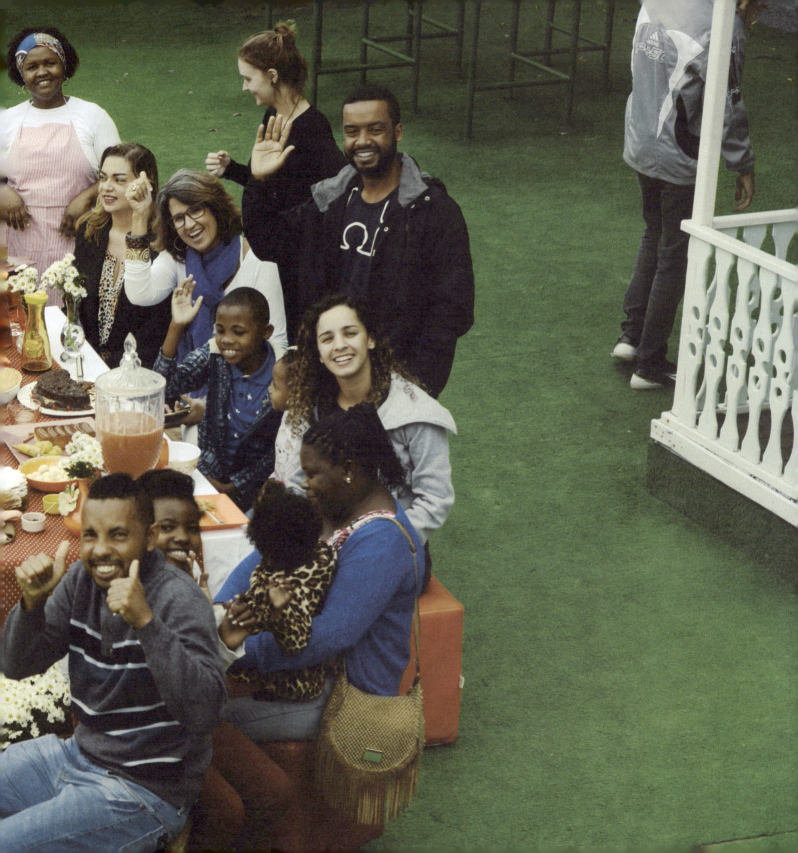

ÍNDICE DE RECEITAS

Momento de despertar
Receitas de pães

Pão simples **30**

Pão de aveia **34**

Pão de linguiça **38**

Pão de gergelim **40**

Pão de batata **42**

Pão de milho **48**

Pão de linhaça **50**

Deliciosos momentos
Comidinhas

Nhoque **54**

Panqueca **58**

Recheio da Panqueca **50**

Pizza **64**

Empadão de frango **66**

Recheio do empadão de frango **68**

Quiche **74**

Recheio da quiche **76**

Croquete **78**

Rissole **80**

Momentos de gostosura
Biscoitos e bolos

Biscoito de gergelim **84**
Biscoito de chocolate **88**
Biscoito de queijo **92**
Sequilho **94**
Biscoito ginger **98**
Waffle **102**

Bolo base **104**
Torta de chocolate **106**
Recheio da torta de chocolate **108**
Bolo de fubá **112**
Bolo de iogurte **116**
Bolo de aipim **118**
Bolo de Santiago **122**
Bolo de laranja **124**
Bolo de maçã com gengibre **128**
Rocambole delicioso **132**
Bolo de banana **124**
Bolo de cenoura **136**
Cobertura do bolo de cenoura **138**
Torta de abacaxi **144**
Cobertura da torta de abacaxi **146**
Bom-bocado de batata doce **148**
Bolo Romeu e Julieta **150**

REFERÊNCIAS

ALVES, Rubem. *Estórias de quem gosta de ensinar*: o fim dos vestibulares. Campinas: Papirus, 2000.

_____. *Livro sem fim*. São Paulo: Loyola, 2002.

CORALINA, Cora. *Meu livro de cordel*. São Paulo: Global, 1987.

_____. *Poemas dos becos de Goiás e estórias mais*. São Paulo: Global, 1985.

_____. *Vintém de cobre; meias confissões de Aninha*. Goiânia: Editora da UFG, 1987.

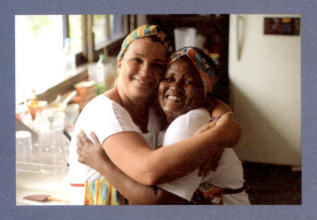

Duda e Aline

"Cozinheiras maravilhosas, incansáveis nos experimentos e vibrantes com os resultados. Teria sido impossível realizar a Oficina sem o bom humor e os palpites delas. As duas foram essenciais para este trabalho."

Carla Müller de Carvalho

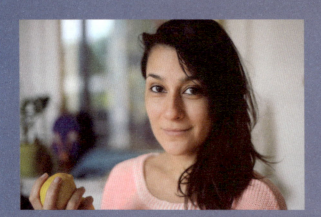

Joana Carvalho

"*Chef* de cozinha, fotógrafa, artesã e tudo mais que a vida lhe mostre de belo, justo e honesto...
Minha filha, minha inspiração constante para sempre buscar novos caminhos de cheiros e sabores."

Carla Müller de Carvalho

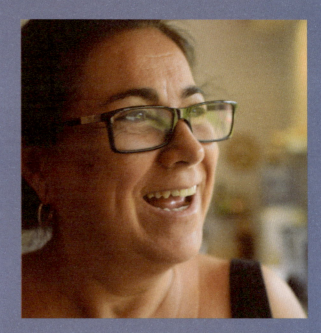

Esta sou eu. Minha ligação com a cozinha sempre existiu como forma de cuidar, acolher e agregar, principalmente os filhos, maiores objetivos desse trilhar. Comecei na infância, olhando tia Cida, que cozinhava para os amigos. Depois, aprendi observando Dona Nilta, minha sogra, que não economizava tempo para oferecer à família um prazer maior: a comida saborosa. Quando me casei, desabrochou em mim o cuidado com a casa e, principalmente, o cuidado com o outro por meio da cozinha. Minha segunda filha, Joana, trilhou um caminho parecido com o meu – observar, aprender, cozinhar. E aí aconteceu o Gui... Tudo o que eu podia fazer para ele dependeria dos alimentos; então, pesquisei, testei...
A Casa de Brincar é a continuidade de tudo o que aprendi, da minha forma de acolher o outro. Qual é a grande descoberta? É que, na verdade, a gente nunca cozinha para si. Tudo é ato de amor.

Carla Müller de Carvalho

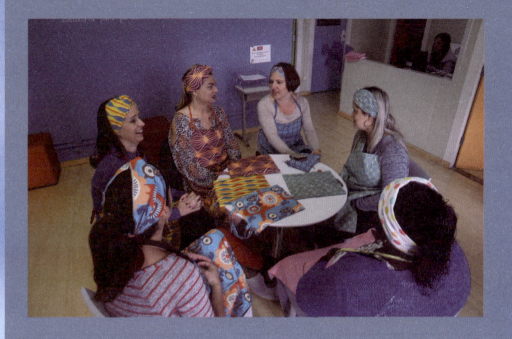

"Foi muito gratificante e prazeroso ter a oportunidade de coordenar e participar do projeto da oficina Cozinha sem Glúten, da Associação Casa de Brincar, projeto que, com mães de crianças autistas, deu origem à ideia deste delicioso livro de receitas."

Erika, Coordenadora voluntária das oficinas de mães da Casa de Brincar

"Participar da oficina Cozinha sem Glúten da Casa de Brincar foi um grande aprendizado para nosso grupo de mães de crianças com autismo. Minha filha é portadora de autismo e tem intolerância a glúten e lactose. Os alimentos livres dessas substâncias têm um custo bem alto. Por isso, poder prepará-los em casa, com ingredientes de qualidade e com custo mais acessível, é uma ajuda importante para a família."

Katia, mãe da Casa de Brincar

"Gostei muito da Cozinha sem Glúten, porque são receitas fáceis de fazer e muito saudáveis, que podem ser preparadas para a família toda e proporcionar mais qualidade de vida."

Crisiane, mãe da Casa de Brincar

"A oficina Cozinha sem Glúten era para mim não só um aprendizado de receitas saudáveis, mas também um momento em que me sentia acolhida por todos os que participavam da cozinha, um momento maravilhoso."

Janaína, mãe da Casa de Brincar

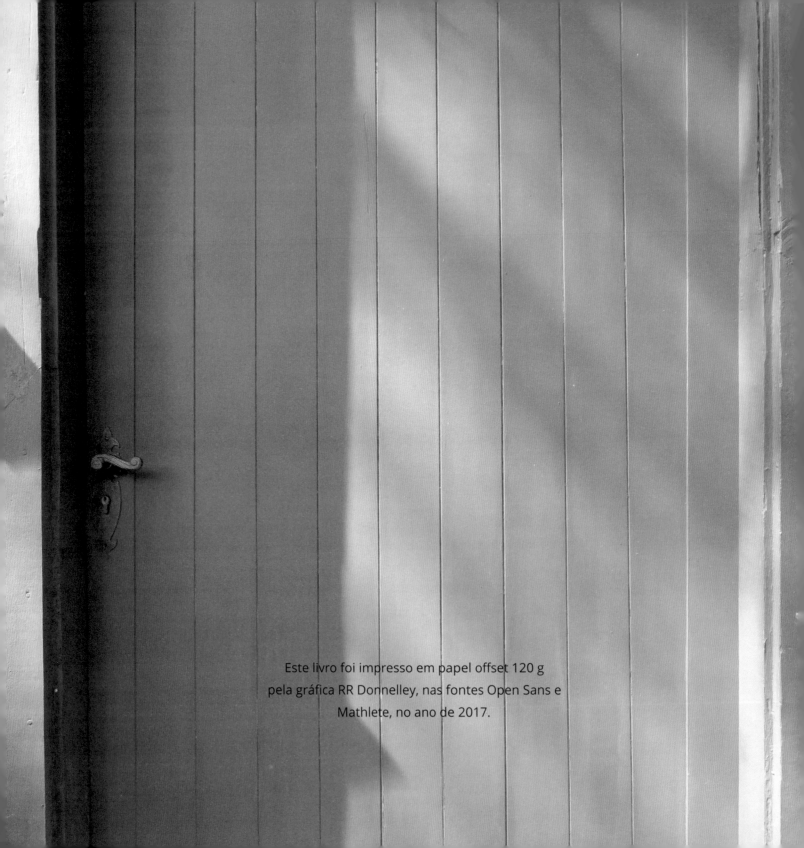
Este livro foi impresso em papel offset 120 g
pela gráfica RR Donnelley, nas fontes Open Sans e
Mathlete, no ano de 2017.

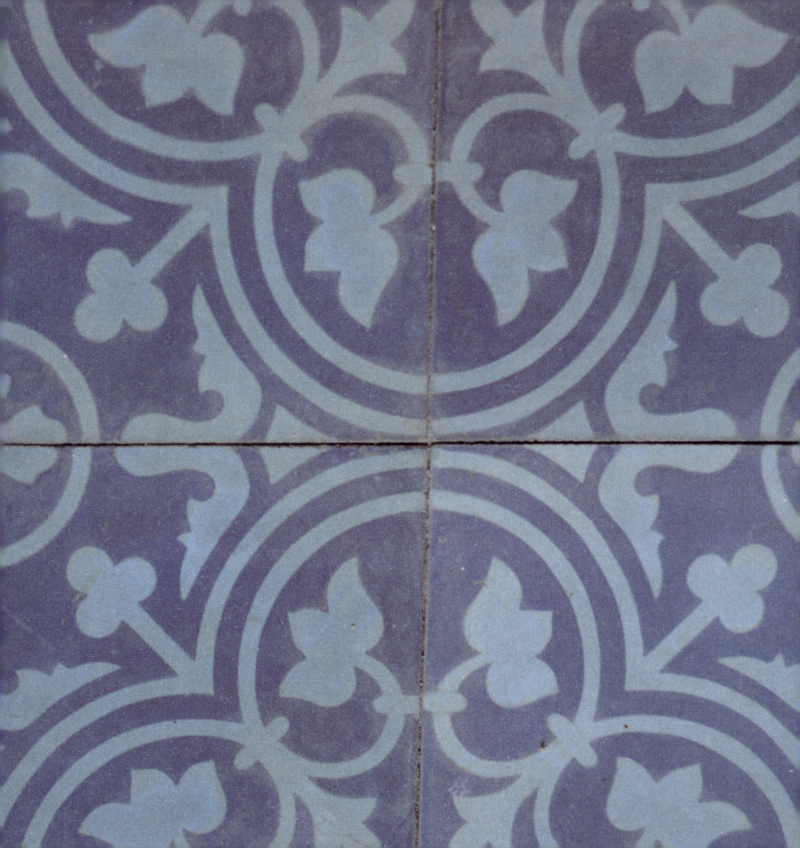

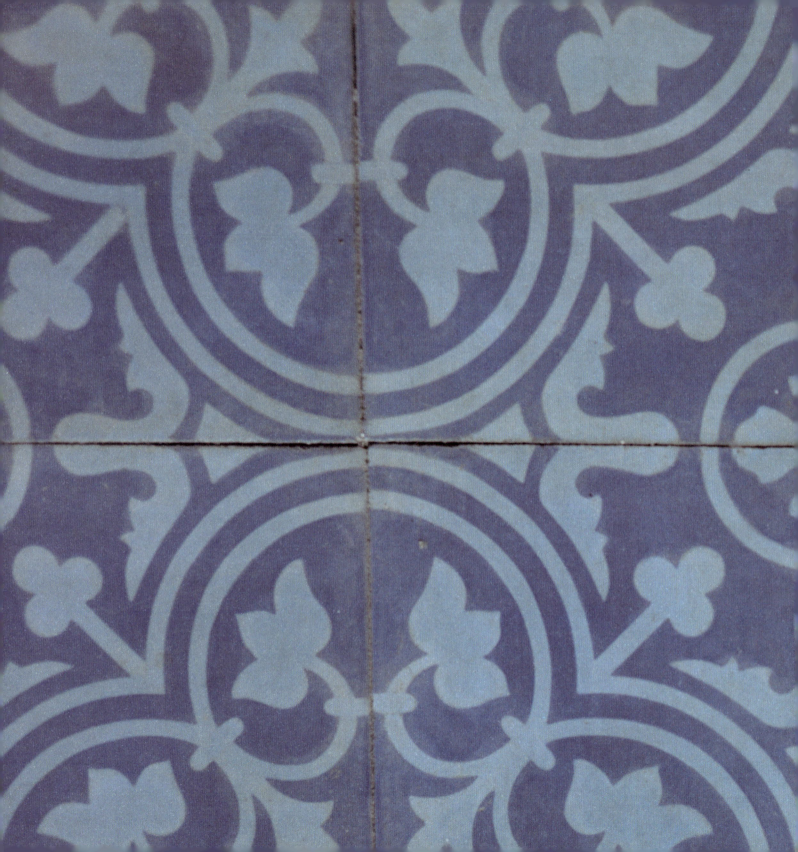